细胞病理自动阅片关键技术

何勇军　著

科学出版社

北　京

内 容 简 介

本书系统地论述了细胞病理自动阅片的关键技术，内容涵盖作者近年来的最新研究成果。全书共 5 章，内容包括自动阅片系统结构及关键技术、显微镜聚焦与样本扫描、光照不均匀问题及其补偿、面向阅片环境的细胞图像分割、细胞图像类别划分与识别等。

本书可作为高等院校从事人工智能、显微镜自动聚焦以及细胞图像处理相关研究的硕士、博士研究生的参考书，也可为从事计算机信息科学、人工智能和数据挖掘的科技工作人员和工程应用人员提供参考。

图书在版编目（CIP）数据

细胞病理自动阅片关键技术/何勇军著. —北京：科学出版社，2018.8

　　ISBN 978-7-03-057542-5

Ⅰ．①细… Ⅱ．①何… Ⅲ．①细胞学-病理学-图象识别
Ⅳ．①R361-39

中国版本图书馆 CIP 数据核字（2018）第 100144 号

责任编辑：王　哲／责任校对：郭瑞芝
责任印制：张　伟／封面设计：迷底书装

科 学 出 版 社 出版
北京东黄城根北街 16 号
邮政编码：100717
http://www.sciencep.com

北京九州迅驰传媒文化有限公司 印刷
科学出版社发行　各地新华书店经销
*

2018 年 8 月第　一　版　　开本：720×1000 B5
2019 年 1 月第二次印刷　　印张：10 1/2　　插页：1
字数：214 000
定价：69.00 元
（如有印装质量问题，我社负责调换）

前　言

　　近年来，人工智能技术迅猛发展，在各行各业应用越来越广泛，受到了广泛的关注。国家也从战略层面提出了我国人工智能发展规划。人工智能和医疗结合对医疗信息管理、病理诊断以及医疗数据挖掘等都有着深远影响。自动阅片是人工智能和细胞病理诊断相结合的典型代表。传统的细胞病理诊断完全依靠医生手动操作显微镜平台，用眼睛在镜下视野搜索异常细胞。这不仅给医生带来了繁重的劳动，而且降低了诊断的准确性。自动阅片技术控制显微镜电动平台自主移动和聚焦，并采用工业相机拍摄到清晰的细胞图像，然后进行图像分割和识别，找出上皮细胞，并对细胞的各项参数进行精准测量，最后将异常细胞罗列出来供医生进一步确认。将医生从繁重的细胞搜索中解放出来，仅仅对有异议的细胞进行复核，有效提高了医生的诊断准确率。自动阅片技术的发展，将极大影响细胞病理诊断。

　　细胞病理自动阅片技术是一个多学科融合的先进技术，是人工智能和医疗相结合的典型范例。首先是清晰图像的获取，这是进行识别和细胞测量的第一步。显微镜下的图像经过高倍放大，微小的误差就会被放大。而整个载物台无法做到绝对平整，在安装时也无法做到与透镜径向方向垂直。此外，被观察的细胞层本身也存在起伏。这就使得不同的视野其焦平面并不在一个与物镜径向垂直的平面上。因此，聚焦是必要的。另一方面，每个位置都进行聚焦也忽略了相邻的若干视野可能在一个平面上的事实。因此还需要识别清晰程度，以决定是否需要聚焦。此外，对于一个标本的扫描，常常需要扫描三百个以上的视野，如何做到高效扫描也是需要解决的问题。

　　自动阅片系统的另一个关键技术是光照补偿。无论显微镜上是卤素灯或最新的LED灯，其光照不可能做到完全均匀。这对于基于灰度值的光学测量来说，将引起较大的误差，因此需要进行光照补偿。光照补偿在人脸识别等领域已经有比较广泛的研究。然而这些方法着眼的任务是分割或者识别，而不是测量，必然存在较大误差。因此，如何针对光学测量任务，提出有效的光照补偿方法也显得特别重要。

　　由于病理图像的细胞存在着较多的重叠现象，而某些严重的细胞病变常常表现为重叠细胞存在问题。因此细胞分割是识别与测量的必备前提。细胞分割不同于一般的图像分割任务。一方面，细胞存在细胞核和细胞质，二者需要分离以计算细胞特征。另一方面，细胞与细胞之间存在重叠。此外，图像中存在大量的垃圾杂质以及染色不均匀现象。这些都给细胞分割带来了挑战。系统性能的优劣在很大程度上取决于细胞分割的好坏。

　　病理图像中的物质种类繁多。既有各种细胞，包括上皮、中性粒、淋巴等不同细胞，还有这些细胞以各种方式和组合形成的团状细胞，以及各种垃圾杂质等。对这些物质要分别予以处理。正确识别各类物质是分别处理的前提，因此需要进行有效的识别。识别做得越精细，对自动阅片系统的支撑越充分。

　　本书重点论述上述关键技术，其内容自成体系。全书共 5 章。第 1 章是自动阅片系统结构及关键技术，介绍自动阅片系统的系统结构，并总览了该系统所需要的关键技术。第 2 章是细胞图像采集，主要论述清晰的细胞图像采集方法。其中包括全自动显微镜下的聚焦和样本扫描方法。第 3 章是光照补偿，论述显微镜下图像存在的光照问题以及补偿方法。第 4 章是细胞图像分割，以自动阅片为背景，论述细胞图像的分割方法，给出一个统一的图像分割框架。第 5 章是细胞图像识别，论述细胞图像的识别方法。

　　本书的撰写是作者及其团队集体共同努力完成的，需要特别感谢的是研究生梁隆恺、赵晶、卢玉、余莲、卢祎、张雪媛、郭云雪等。感谢谢怡宁老师和黄金杰老师予以的大力支持。由于作者水平有限，本书难免存在不妥之处，希望广大读者批评指正。

目　　录

彩图

第 1 章　自动阅片系统结构及关键技术

随着计算机技术的飞快发展，人工智能技术已经广泛应用在人们生活的各个方面。在生物医学领域，日益成熟的图像处理技术被广泛应用，计算机辅助诊断技术推动了生物医学的发展。细胞核图像的 DNA 定量分析和病变细胞识别是医学图像处理技术的研究重点。它采用图像处理和机器学习技术定量分析人体特定部位的脱落细胞或组织切片。采用特征提取技术提取细胞核图像的各种特征参数，然后通过训练分类器来判断细胞是否发生癌变，并对病变细胞进行识别和分级。

中国人口众多，使得国人的肿瘤防控数据对全球癌症防控意义重大，全球新发癌症病例约有22%出现在中国，其中27%的癌症死亡病例也在中国。在全球范围内，宫颈癌是排名第 4 位的恶性肿瘤，也是威胁女性健康的主要问题。2012 年全球宫颈癌发病数为 52.8 万例，年死亡数为 26.6 万例。其中 85%的宫颈癌病例在发展中国家发生，而这些地区因癌症死亡的主要原因也是宫颈癌。数据显示，2013 年发展中国家子宫颈癌的发病率和死亡率分别是发达国家的 1.64 倍和 2.10 倍。中国一直在努力降低子宫颈癌的发病率和死亡率，至今中国的宫颈癌发病率和死亡率都得到了大幅度的下降[1-3]。

宫颈癌的发病时间较长，宫颈细胞从早期的病变到晚期的恶化需 8～10 年。宫颈癌变一般有四个阶段：宫颈不正常增长、宫颈原位癌、宫颈早期浸润癌、宫颈浸润癌。癌变的前三个阶段，病变较缓慢而且症状并不明显，但是从第三到第四阶段，病变明显、时间较短而且有严重的病痛。宫颈癌是容易预防的，这与其他癌症不同。因为宫颈在早期病变时的治疗效果很好，比晚期的治疗效果高很多。所以，痊愈宫颈癌的关键就是定期检查，并在发现细胞病变时对症治疗。

宫颈癌有很多筛查方法，宫颈脱落细胞涂片检查是最普遍、最常见的宫颈癌前病变和早期宫颈癌检查的方法，这种宫颈癌早期筛查的细胞学检验手段是肿瘤防治史上最重要的成就之一。该方法需要经验丰富的病理医生通过镜下观察发现病变细胞后做出诊断。然而，随着癌症的频发，该技术已无法适应现实需求。一方面，该诊断需要医生经过长期的专门训练，对医生要求较高；另一方面，医生在镜下观察完全根据经验，具有主观性，容易因视觉疲劳而导致误诊率上升。近年来发展起来的自动阅片技术能有效解决这些问题。该技术只对细胞染色，显微镜在软件的控制下自动聚焦扫描，拍摄镜下图像，并在识别的基础上准确测量细胞的各项参数，最后将异常的细胞核罗列出来，辅助医生诊断。通过该技术，医生只需接受短时间的培训，仅需复核系统挑选出的病变细胞核即可做出诊断，诊断准确率更高。

经过三年的努力，我们自主研发了一台细胞病理自动阅片系统系统。整个系统的组成如图 1-1 所示。计算机通过两个端口分别控制工业摄像机和控制盒，控制盒可以控制平台的移动和聚焦。

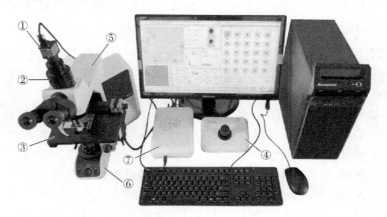

图 1-1　系统组成示意图

① 高清数码摄像机；② 数码摄像机适配器；③ 电动载物台；④ 控制遥杆；
⑤ 显微镜；　⑥ 显微镜光源盒；⑦ 控制盒

计算机运行环境：CPU:i5-4460s，内存：8G，操作系统：Windows 7，编程语言：VC++。其中，电动载物台为自主开发，通过两个步进电机控制平台，使平台可以在水平方向进行前后左右四个方向的移动，如图 1-2 所示。

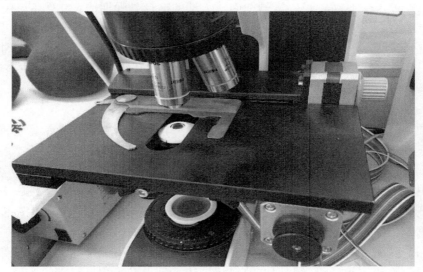

图 1-2　电动载物台

细胞 DNA 显微分光图像自动分析仪结构如图 1-3 所示。系统工作原理：首先光源通过滤光片照射置于载物平台上的玻片，图像通过显微镜由数码摄像机采集，然后将图像通过 USB 上传至计算机,计算机计算图像的清晰度后通过移动 Z 轴改变平台到显微镜物镜的距离，最终移动到一个清晰图像的位置。

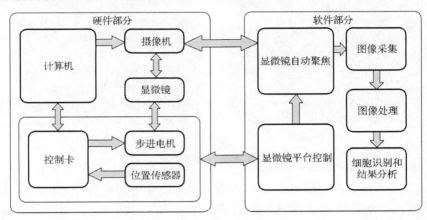

图 1-3　系统结构图

在显微镜对细胞标本进行扫描的时候，由于摄像头可视范围有限的原因，不能一次将整个细胞标本的图像采集下来，所以需要进行多次采集才能将获取整个细胞标本的图像，然后进行图像分析。扫描时的移动是通过移动电动载物台来实现摄像头的相对移动，移动使用的是 X 轴电机和 Y 轴电机。

该系统需要的关键技术包括细胞图像采集、光照补偿、细胞图像分割和细胞图像识别，下面分别简要介绍。

1.1　细胞图像采集

图像采集的任务在于获取清晰的镜下细胞图像，供分析软件进行分析。这项技术包含两个重要的步骤：扫描和聚焦。

标本玻片被放置在载物台上，电动平台在软件的控制下，带动玻片移动，使得相机可以拍摄到标本上所有的细胞。由于载物台与显微镜观察方向不是绝对垂直的、载物台制作存在误差以及玻片制作存在不平整等问题，所以当平台移动时被观察物体并不总是在焦平面上。而且显微镜下的图像是经过高倍放大的，所以细微距离的变化都会导致镜下图像变模糊。如图 1-4(a)所示，如果被观察视野不在焦平面上，即处于离焦状态，图像是模糊的，无法进行正常分析。通过聚焦后图像变得清晰，如图 1-4(b)所示。因此，平台每次移动后，都需要通过聚焦调整玻片到物镜的距离，使采集的图像是清晰的。

 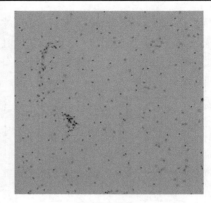

(a) 离焦图像　　　　　　　　　　　　　(b) 聚焦图像

图 1-4　离焦和聚焦的图像

　　扫描的目的在于控制显微镜平台移动，使得镜头遍历玻片上被扫描区域的各个位置，并通过自动聚焦采集到清晰的图像[4-6]。标本在显微镜下的图像经过高倍放大之后，在电子摄像头中仅能看到很有限的一部分区域，然而医学的诊断需要大量的图像才能保证诊断结果的可靠性。因此，需要扫描整个样本玻片，通过不断移动平台的位置，采集大量的样本图像。如图 1-5 所示，一个样本需要扫描的图像为 332幅，如何利用相邻视野之间的关系减少聚焦移动的次数以提高扫描效率是需要解决的关键问题之一。

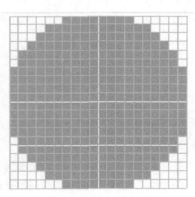

图 1-5　扫描区域图

1.2　光　照　补　偿

　　对细胞 DNA 相对含量的准确测量是倍体分析技术实现准确诊断的先决条件。然而，显微镜无论采用卤素灯还是 LED 灯，都不可避免地存在光照不均的问题。如

图 1-6(a) 为光照不均匀图像。可以看出,图像的四周偏暗,中间偏亮。这使得依赖于灰度值的光学测量在不同位置测量相同细胞的 DNA 含量,其结果也不相同,甚至相差甚远。这将直接增加系统的测量误差,降低倍体技术测量结果的可信程度。因此,必须通过有效的光照补偿减弱或消除光照不均带来的影响,以获得图 1-6(b) 所示的均匀图像。

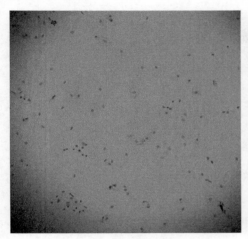 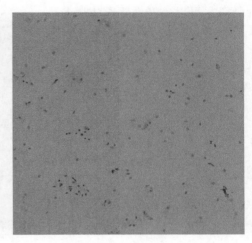

(a) 光照不均图像   (b) 光照均匀图像

图 1-6   光照对图像的影响

1.3   细胞图像分割

自动阅片技术的实质就是计算机辅助阅片的 DNA 倍体分析技术,该技术首先通过照相机采集显微镜下的细胞核图像。然后利用图像分割技术将图像中的细胞核分割出来,并利用特征提取技术提取细胞核的形状、颜色、积分光密度等特征参数。最后根据细胞的生物病理学知识和模式识别方法来定量分析和识别病变细胞。而在整个图像处理和识别的过程中,细胞图像分割技术是定量分析和识别的基础,可以为其提供大量的数据支撑。每个步骤之间是相辅相成的,且是单向连接的,而细胞分割是后面步骤的输入。所以细胞分割的结果越精确,后续操作的准确率就越大。因此,在自动阅片技术中,细胞分割环节占据着不可或缺的重要地位[7-9]。

然而,计算机辅助阅片有复杂的应用环境,如图 1-7 所示。首先,复杂的背景条件,即光照不均、背景阴影、染色深浅不一致等问题。其次,脱落宫颈细胞采集不可避免地存在微生物、细胞碎片、血液、污染物等杂质,使标本中存在大量的碎片、黑斑、丝状絮状垃圾和一些聚集成团的腺细胞核等垃圾杂质。最后，细胞核在沉降时会出现层叠，导致图像中存在大量的重叠细胞核。重叠细胞核分割问题对细胞分割方法提出了新的挑战。如果我们可以在图像分割阶段就将这个复杂条件排除，并尽可能地分割重叠的细胞，那么就会得到更好的训练数据，并得到更高的识别率。而且在测量细胞 DNA 含量时可以更准确，最重要地是提高了自动阅片系统的诊断准确率，可以更好地为医生服务。

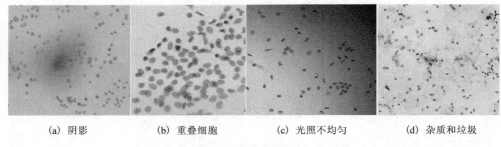

(a) 阴影　　　　(b) 重叠细胞　　　　(c) 光照不均匀　　　　(d) 杂质和垃圾

图 1-7　细胞核图像的复杂条件

1.4　细胞图像识别

自动阅片系统需要将细胞核图像进行分类,在类别划分要考虑两个方面的问题。一方面，不同细胞类别图像处理方式不同，因此需要对细胞图像分类精细。另一方面，要确保所有相似的样本被分为一类，以减少分类器正确识别细胞的难度。鉴于此，本书将细胞分为 8 类(如图 1-8 所示)，分别是：单个典型上皮细胞、单个非典型上皮细胞、2 个上皮细胞、3 个上皮细胞、4 个及以上上皮细胞、淋巴细胞和固缩核、单个中心粒细胞、2 个及以上中心粒细胞[7,10]。

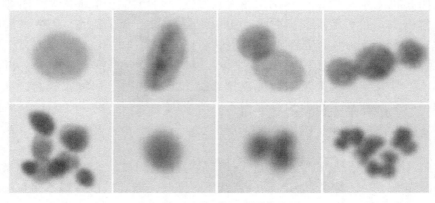

图 1-8　各类细胞图像

1.5　本　章　小　结

　　本章介绍了自动阅片系统的体系结构。该系统是一个综合光学、机械、电控和软件以及病理诊断等技术的综合系统。其关键技术包括清晰细胞图像的获取、不均匀光照的补偿，细胞分割和细胞识别等。本书将集中在这些关键问题的解决上，为实现鲁棒准确的病理自动阅片技术奠定基础。

参 考 文 献

[1] Chen W, Zheng R, Baade P D, et al. Cancer statistics in China, 2015. Ca: A Cancer Journal for Clinicians, 2016, 66(2):115-132.

[2] 周晖，刘昀昀，林仲秋.《2017 NCCN 宫颈癌临床实践指南》解读. 中国实用妇科与产科杂志，2017, 33(1):100-107.

[3] Fitzmaurice C, Dicker D, Pain A, et al. The global burden of cancer 2013. Jama Oncology, 2015, 1(4):505.

[4] 梁隆恺. 基于环境感知的显微镜自动聚焦方法. 哈尔滨: 哈尔滨理工大学，2017.

[5] 梁隆恺，赵晶，何勇军. 一种显微镜自动聚焦算法. 哈尔滨理工大学学报，2018, 2: 46-52.

[6] 卢祎，张雪媛，何勇军. 基于焦平面估计的快速扫片方法. 哈尔滨理工大学学报，2018, 7(2):120-128.

[7] Xie Y N, Yu L, He Y J. An overlapping cell image synthesis method for imbalance data. Analytical Cellular Pathology, 2018, 6(3):156-163.

[8] 赵晶，何勇军，梁隆恺，等. 复杂背景下的宫颈细胞核分割方法. 哈尔滨理工大学学报, 2018, 6(1): 100-110.

[9] 赵晶. 面向自动阅片系统的细胞分割方法. 哈尔滨: 哈尔滨理工大学, 2017, 4(2): 130-134.

[10] Lu Y, He Y J. Illumination compensation for microscope images based on illumination difference estimation. Neurocomputing, 2018, 8(4): 1025-1033.

第 2 章　细胞图像采集

2.1　引　言

　　自动阅片的速度决定了医生诊断所花费的时间，而在一般的阅片系统中，采集图像的部分几乎占据了 80% 的时间。因此在阅片系统中，图像采集的速度是非常重要的。现有的阅片系统都是采用先移动平台，再自动聚焦，最后采集图像的方法。这种方法主要时间花费在自动聚焦上，导致整体效果比较慢。提升自动阅片的速度，可以节约医生等待机器的时间，提升医生的诊断效率。快速的扫片方法也能对显微镜下的图像识别提供有力的支撑。因此，对现有的扫片方法进行提升，是非常重要且有意义的。

　　目前自动聚焦技术的方法主要可以分为两大类：第一类主动聚焦方法通过测量镜头与被拍摄物体之间的距离，然后将镜头移动到焦点位置达到聚焦的目的。这类方法通常要依赖于测距方法，复杂度高、成本大且难以实现。第二类被动方法以图像信号为反馈，通过比较不同位置图像清晰度的变化趋势实现自动聚焦。随着图像处理技术的进步，被动聚焦技术被广泛应用于自动显微镜中。常见的清晰度评价函数[1,2]有绝对方差函数[3]、灰度差分绝对值之和算子[4,5]、拉普拉斯算子[6]、能量谱方法[7]等。国外的自动聚焦起步较早，研究成果较为丰富。其中主动聚焦的方法以测距为基本技术，美国 Honeywell 公司研制了 VAF 系统，该方法采用两个测距窗口，通过后面的三棱镜比较反射出来的内容完成自动聚焦。宝丽莱公司在 SX-70 摄像机上首次采用了超声波自动聚焦系统，通过计算反射时间来确定焦点位置。日本的佳能照相机最先推出了基于红外线测距的 AF35M 照相机，其原理类似 SX-70，用红外线替代了超声波测距。这类方法首先要有相关的硬件支持，然后还要精确安装，所以这种方法的造价极高，难以普及。

　　被动聚焦技术主要是基于图像处理的聚焦方法，这种方法相对于主动聚焦，不需要额外的硬件设备，因此受到了广泛的应用，并有大量研究者做出了贡献，提出了各种各样的聚焦函数。

　　基于梯度的聚焦函数，通过计算图像在某种方式下的梯度幅值的统计量获取图像聚焦信息，Tenenbaum 等[8]在基于图像灰度梯度的算法上加入阈值，利用图像边缘能量进行图像清晰度评估。Jarvis 等[9]在原有的基础上提出了改进，同时计算图像水平梯度和竖直梯度方向灰度差的绝对值之和作为评价函数。2016 年，Nayak 等在现有的灰度分差法基础上，提出了一种改进的灰度差分盒子统计法[10]，这种方法首先对图像划分出一些盒子，单独计算每个盒子的灰度梯度能量，然后调整盒子的大小和高度，找到最合适的尺寸，所有盒子的梯度能量和作为最后的评价值。这种方法的精度与传统的灰度梯度法相比有极大的提升。

基于拉普拉斯算子的聚焦函数，通过计算图像的二阶导数获取高频分量，从而得到比较锐化的边缘能量。Nayar 等[11]在原有的拉普拉斯算子的基础上提出了改进，将原有的 3×3 大小的算子，变为可变化步长的算子，并设置一个阈值，通过算子计算得到的值，必须大于阈值才能进行统计。这种方法有效地去除了图像中噪声的影响，改进后的函数在焦点附近也有较好的灵敏度。2014 年，Mallick 等[12]提出了在拉普拉斯的基础上进行插值聚焦的方法，这种方法可以提高聚焦函数的拟合程度，提高聚焦精度。

基于小波变换的聚焦函数，将图像可以看作二维的信号，采用小波变换能从信号中提取细节信息。Banham 等[13]提出了图像复原方法，该方法采用空间自适应子波的多尺度变化，在二维图像进行小波变换，再对图像进行多尺度卡尔曼平滑滤波，根据图像的局部边缘信息自适应进行调整。Huang 等[14]在原有的小波变化基础上提出了二级变化的改进，该方法首先对图像进行小波变化得到四个子图，再对每个子图进行二次小波变化，计算变换后所有图的绝对值和作为评价标准。这种方法在噪声比较大的情况下，依旧可以保持高超的聚焦精度。

基于灰度信息统计的聚焦函数，通过计算图像每个像素灰度级的数量关系评估清晰度。Firestone 等[15]提出了一种基于灰度光谱变化的聚焦方法，该方法是计算灰度等级中，最小灰度等级对应的灰度值与最大灰度等级对应灰度值差的绝对值作为评价函数，具有计算速度快的优点。Sun 等[16]提出了一种基于图像光谱的聚焦方法，该方法通过滤波器处理图像的光谱图，计算细节能量，能有效避免高频噪声影响。

基于离散余弦变化的聚焦函数，Charfi[17]提出离散余弦变化在自动聚焦的使用方法，该方法将图像变换到频域，统计高频区域的能量作为评估值。Lee[18]基于这个方法提出了底对比度下的离散余弦自动聚焦方法，该方法有效地解决了在光照不足聚焦失败的问题，弥补了自动聚焦在这种情况下的缺陷。Harada 等[19]提出了一种利用多个带通滤波器进行扫描的自动对焦算法，该方法通过引入多个带通滤波器获得各种图像的最佳特定频率响应，并且根据一系列焦点测量的可靠性来进行选择，最终确定焦点位置。

还有一些其他的方法。Shirvaikar[20]提出了一种灰度级均值差法，该方法计算每个像素点与整个图像灰度均值差的绝对值和作为评价标准，聚焦效率比较高，但是聚焦精度略低。Podlech 等[21]提出了一种通过计算贝叶斯熵作为聚焦评价标准的函数。Kudryavtsev 等[22]提出了一种基于运动物体的自动聚焦方法，在拍摄过程中不断地调整焦点位置，保持跟踪图像的清晰度最大。

国内的自动聚焦研究相对较晚，但是随着近十几年科学技术的高速发展，自动聚焦技术也随之迅速发展起来。

李德仁等[23]提出了一种灰度梯度累加的方法，该方法通过计算中间像素与周围相邻像素的灰度差，再计算每一个像素最大的梯度与最小灰度梯度差乘积之和作为新的评价函数。实验表明传统方法会出现错误聚焦的情况，而该方法聚焦准确，相比于传统方法具有明显优势。

王超等[24]提出了一种改进的拉普拉斯聚焦方法，该方法将原拉普拉斯函数看作一个滤波器，在原有的基础上加大算子的间隔，变成了一个梳状滤波器。这种方法不仅过滤掉一部分噪声，同时增强了低频信号，也就增强了低频信号变化的灵敏度，使得在聚焦过程中不容易越过焦点，聚焦效率有很大提升。

朱铮涛[25]提出一种基于图像熵的自动聚焦函数，该方法基于均方判断函数，给出了条件加权的方法，从而得到自动聚焦判断函数。这种方法表明在加权条件下均方判断函数，在保持函数原有的计算量基础上，提高函数的峰值，增加函数的精准性。陈晓波等[26]在小波变化的基础上，加入了阈值来提取有效的边缘点能量作为清晰度评价。周丽平等[27]通过将提升小波变换和 Sobel-Tenengrad 算子有机组合提出了一种新型聚焦评价函数。利用离焦、正焦样本图像对自组织算法进行无监督训练，使用粒子群优化算法加速训练过程，并以经过学习的自组织映射算法作为聚焦控制器。实验表明该方法具有单峰性，峰值处变化陡峭，鲁棒性强。

郑馨等[28]提出了一种结合全局与局部灰度变化的自动聚焦函数，该方法利用显微镜图像的特点，对镜下视野进行分块，计算边缘块的灰度熵与中间块灰度熵的比值作为评价的标准。这种方法考虑了显微镜光照不匀的情况，具有一定的针对性。实验表明聚焦效果良好，但该方法相对于现有方法普适性较差。

张向峰等[29]提出了一种中频离散余弦变换和离散余弦变换结合的聚焦函数，该方法首先用中频离散余弦变换进行滤波获得梯度图像，再将该图像分割为 8×8 的小图，计算每个小图的离散余弦变换系数，从中挑选适当的系数作为评价标准。

综上所述，基于图像的自动聚焦技术现已受到国内外广泛的认可，在聚焦技术方向成为主流，且随着图像处理技术的提升，聚焦方式也开始变得多样化，应用范围也越来越广，改进方向也不仅限于清晰度评价函数。但是，这些方法从不同角度去提升聚焦的精准度或者聚焦的速度，没有同时权衡聚焦速度和清晰度之间的关系，且在自动阅片系统上一致采用简单的扫片方法，没有较好的提升方式。因此本书从聚焦清晰度评价函数、聚焦搜索步长等角度，对自动阅片系统进行改进。

通过对国内外现状的研究，结合自主研发的平台，总结了几个目前仍存在的问题。

(1)近几年摄像头技术发展迅速，图像的分辨率已经高达 2K、4K。而传统的自动聚焦函数为了有较好的计算精度，计算量往往比较大，在现有高清摄像机下的计算速度非常慢。同时，焦点搜索在步长上很少有变化，有的聚焦方法存在步长变化，但也仅用一种清晰度聚焦函数，不能同时保证聚焦精度和可聚焦范围。

（2）随着显微镜制造水平的提升，载物台的平整度越来越精确，小距离移动对玻片到物镜的距离也越来越小，图像在一定范围内仍能保持清晰。而自动阅片技术中，对清晰的视野也会进行聚焦，这种操作是没有意义的，严重影响了扫片的速度。

（3）传统的扫片方法没有考虑实际情况，标本本身是一个平面，因此在显微镜下，图像焦点的变化存在规律。现有的扫片方法整体策略上冗余，仍有提升的空间。

2.2　相关技术概述

研究图像聚焦方法的基础首先是对图像模糊形成过程的分析，这对聚焦方法的研究和搜索方式的改进有很重要的意义。本章首先介绍现有的光学成像模型，从光学角度分析图像模糊的原因，并且介绍了点扩散系统函数及光学传递原理。对基于图像处理的自动聚焦方法进行了分类介绍，主要分为两大类：离焦深度法和聚焦深度法，并对这两类方法进行了比较。最后介绍了自主研发的细胞 DNA 显微分光图像自动分析系统，本书所有实验均在该平台实现。

2.2.1　光学成像系统原理

（1）光学成像模型。

一个完整的光学成像系统包含很多组件，主要有前固定组、后固定组、变倍阻和补偿组等。为了方便理解，这里将光学成像系统简化为如图 2-1 所示的单个透镜的理想模型。

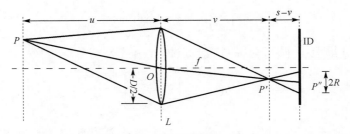

图 2-1　光学成像系统模型

图中，P 为物体所在点，L 为光学镜头，ID 是图像探测器，u 为物面到透镜的距离，D 是透镜的直径，s 是透镜到图像探测器的距离，P'是精确聚焦点，P''是实际落在探测器上的模糊点，f 是镜头焦距，R 为模糊光圈半径，V 为聚焦点 P'到 L 的距离。

根据几何光学和高斯成像公式，显微镜成像关系为

$$\frac{1}{u} + \frac{1}{v} = \frac{1}{f} \tag{2-1}$$

当上式满足时，成像点 P' 可确地落在探测器上，此时为精确聚焦。其中，f 是镜头焦距，参数是固定的。当被拍摄物体到镜头的距离 u 发生变化时，根据公式需要相应地改变 v 的大小，才能使成像点落到探测器上。这就是通过改变探测器到镜头 L 的距离，达到聚焦效果的目的，也就是通过测距法来聚焦。当所观测的目标点在无穷远时，可以近似认为像距等于焦距，也就是 $v = f$。

根据光学原理可知，当没有聚焦时，物体所在点通过透镜在探测器上形成与镜头孔镜相似的模糊像，即一个半径为 R 的弥散斑 P'，从图 2-1 可知三角形相似可以得到

$$\frac{R}{D/2} = \frac{s-v}{v} = s\left(\frac{1}{v} - \frac{1}{s}\right) \tag{2-2}$$

由式 (2-1) 和式 (2-2) 可得

$$R = \frac{D}{2}s\left(\frac{1}{f} - \frac{1}{u} - \frac{1}{s}\right) = \frac{D}{2}s\left(\frac{1}{v} - \frac{1}{s}\right) \tag{2-3}$$

由图 2-1 可知，当 $s = v$，$R = 0$，探测器位于正焦位置，获得清晰图像；若 $s > v$，R 为正值，探测器位于正焦位置后方；反之，探测器位于正焦位置前方。

(2) 点扩散函数与光学传递函数分析。

在离焦情况下，一个理想点光源经过光学镜头成像时，会在目标正焦位置形成一个弥散圆似的光斑，其分布称为点扩散函数 (point spread function，PSF) $h(x,y)$，其具有滤波器的性质，随着离焦程度的加剧，相面上的高频成分越来越少。假设成像系统是无损系统，则

$$\int_{-\infty}^{\infty}\int_{-\infty}^{\infty} h(x,y)\mathrm{d}x\mathrm{d}y = 1 \tag{2-4}$$

在非相干光源下，圆形孔径对应的点扩散函数为

$$h(x,y) = \left[2\frac{J_1(z_1)}{z_1}\right]^2 \tag{2-5}$$

其中，J_1 是一阶贝塞尔函数，$z_1 = \frac{\pi D}{\lambda fr}$，$D$ 为物镜入瞳直径，f 为物镜焦距，λ 为窄带非相干光源的中心波长，$r = \sqrt{x^2 + y^2}$。

在实际应用中，常用二维高斯函数来近似表示此时的点扩散函数，即

$$h(x,y) = \frac{1}{2\pi a^2}\mathrm{e}^{-(x^2+y^2)/2a^2} \tag{2-6}$$

其中，a 为点扩散函数分布的标准偏差的扩散量，它与模糊圆半径成正比，即

$$a = CR \tag{2-7}$$

光学传递函数为

$$H(w,v) = \exp\left[-\frac{1}{2}P^2(w,v)a^2\right] \tag{2-8}$$

其中，$P = \sqrt{w^2 + v^2}$。

从几何光学出发，认为在模糊圆内部亮度式一样的，在模糊圆外部亮度为零，由此点扩散函数可近似表示为

$$h(x,y) = \begin{cases} 1/(\pi R^2), & x^2 + y^2 \leqslant R^2 \\ 0, & x^2 + y^2 > R^2 \end{cases} \tag{2-9}$$

根据以上分析可知，镜头系统的点扩散函数相当于一个低通滤波器，不同的离焦情况下对应的截止频率不同。在图像离焦时，空域的表现是点光源成像后形成一定大小的模糊圆；在频域的表现是高频分量丢失。

2.2.2　自动聚焦方法

1) 传统的自动聚焦方法

传统的自动聚焦方法可以按照有无辅助的有源装置分为主动式聚焦法和被动式聚焦法两大类。

主动式聚焦是通过外部发生器发射红外线、超声波等测距信号，再由接收器接收目标物体反射回来的信号判断目标的距离，通过高斯成像公式计算出理想位置，并调整镜头到成像接收器的距离，从而实现聚焦。现有的主动式聚焦方法主要有：三角测距法、红外线测距法和超声波测距法等。这种方法可以快速找到焦点位置，但是会受到很多外部影响，例如，光滑面、斜面所导致的信号反射到其他方向，不能反射回接收器导致聚焦失败；距离过远的物体，会被系统认为无穷远导致聚焦失败。除此之外，主动式聚焦需要测距设备，造价昂贵，难以普及。

被动式聚焦是通过对图像的检测来判断焦点的位置，主要有以下几种方式：相位检测法、对比度检测法和调制传递函数等。其中对比度检测法，需要在像面前后放置两个检测器接收图像的对比度。这些方法虽然不需要额外的信号发射设备，但是有的方法需要另外的光电检测设备。

基于图像处理的自动聚焦方法也属于被动聚焦方式，与传统的被动式检测法相比，该方法不需要额外的光电设备，仅依靠图像信息以及现有的图像处理技术，就可以快速搜索到焦点位置，降低设备的复杂性。

2）基于图像处理的聚焦方法

基于图像处理的聚焦方法，是通过光学镜头直接采集物体图像，然后用图像算法计算图像各种指标，以此评价图像的清晰程度，判断焦点位置，控制电机沿着焦点方向移动，以固定的焦点搜索方法，向焦点靠近，最终抵达焦点获得清晰的图像。这种方法充分地利用了图像所带来的信息，整个聚焦过程不需要额外的硬件设备加入，降低成本，利于推广。

这种聚焦的方法主要分为两大类：离焦深度法（depth form defocus，DFD）和聚焦深度法（depth form focus，DFF）。

（1）离焦深度法是直接对采集的图像计算离焦信息，并找到其与焦点位置的关系，预测焦点的位置，直接移动并采集图像。该方法每次聚焦需要采集 2～3 幅不同位置的图像，然后对这些图像进行分析和处理，得到离焦深度信息，从而判断焦点所在位置和方向，直接驱动电机移动到焦点位置，完成聚焦。离焦深度法可以分为两类：一类是利用图像特征进行图像复原的离焦深度法，该方法通过图像退化模型进行反向演算，估算出成像系统的扩散函数，找出最佳的聚焦位置，并驱动电机到达该位置。这种方法需要找到图像中有代表性的信息，然而不是所有的图像都有明显的特征，因此其具有一定的局限。另一类是根据光学原理找到模糊像大小与成像系统参数的关系，然后对图像进行模糊量分析的离焦深度法。该方法通过当前图像的模糊量直接计算焦点位置，并移动至焦点。这种方法计算时容易引入误差，因此其聚焦的结果精度较低。

（2）聚焦深度法是一种对焦点进行搜索的方法。该方法首先对当前位置采集图像，利用清晰度评价函数计算图像的清晰度，再通过对比不同位置的图像，确定焦点的方向，驱动电机向焦点方向移动，在移动的过程中，不断地采集图像计算清晰度，直到经过焦点位置，才能确定最后的焦点位置。这种聚焦方法在聚焦过程中要不断采集图像，离焦越严重，采集图像越多，同样采集图像越多，聚焦的清晰度越精确，花费的时间也就越多。一般的焦点搜索算法，对清晰度评价函数的要求都是焦点位置是最大值，两边都是单调递减，不能出现局部极大值点，否则会影响最后的聚焦结果。该方法的聚焦流程如图 2-2 所示。

聚焦深度法的两个重要影响因素是清晰度评价函数和搜索算法。

① 清晰度评价函数。选取一个合适的清晰度评价函数是聚焦过程中非常重要的一步。一个好的清晰度评价函数应该具有以下三个特征：焦点位置是全局最大值、无局部极大值、有较高的信噪比。焦点位置是全局最大值是清晰度评价最基本的要求，这决定了最后焦点的可信度。无局部极大值是对清晰度评价函数的进一步要求，这样可以采用较为简单的搜索算法，提升聚焦速度。有较高的信噪比是一个优秀的清晰度算法应该具备的特征，这可以提升算法的灵敏度，在峰值处的变化大，可以提升聚焦的精准度。

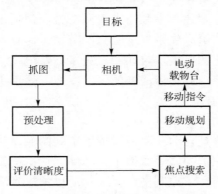

图 2-2　聚焦深度法聚焦流程示意图

② 搜索算法。在计算得到图像清晰度后,使用搜索算法控制镜头在电机驱动下,沿着图像变清晰的方向移动, 最后到达焦点位置。现有的搜索算法有全局搜索法和盲人爬山法。全局搜索法是以一定的步长在一定的聚焦范围从一端逐步搜索到另一端, 找到图像清晰度最大的焦点位置。盲人爬山法从初始位置移动, 比较移动前后位置上图像的清晰度并始终朝着清晰度增加的方向移动, 即"爬山", 直到清晰度开始降低停止, 清晰度最高的点被视为焦点位置即"山顶"。这两种方法存在的问题在于很难确定一个合理的搜索步长。步长过大, 聚焦速度增加但聚焦精度降低, 步长过小, 聚焦精度较高但聚焦速度降低。事实上, 在远焦点位置需要大步接近焦点,在近焦点位置需要小步精细搜索。

2.3　一种新的显微镜快速聚焦方法

随着仪器自动化、智能化的发展, 自动显微镜在医疗领域被广泛使用, 无论是做细胞病理还是组织病理, 都需要将采集到的标本制成玻片置于显微镜下观察得出结论。自动显微镜的核心技术之一是自动聚焦。该技术包含清晰度评价函数和焦点搜索策略两个关键环节。在评价函数方面, 目前的方法有灰度方差算子、灰度梯度算子、能量谱方法等;在搜索策略方面有爬山算法、全局搜索法等。虽然这些方法取得了一定的效果, 但其时间复杂度高, 严重降低了聚焦效率。尤其近年来随着高清相机的普遍使用, 图像分辨率超过 500 万, 传统聚焦算法速度慢的问题更加突显。本书针对这一问题提出了一种新的聚焦方法。该方法在分析灰度值与图像清晰度之间关系的基础上, 提出了灰度非零值统计函数和低灰度值统计函数来评价聚焦清晰度, 具有运算量小, 评价准确的优点。然后采用两种评价函数结合的方式实现了一种变步爬山搜索策略。该策略在远焦点位置采用灰度零值比较评价函数和大步长快速粗略搜索焦点, 在近焦点位置采用低灰度值统计函数和小步长精细搜索焦点。实验表明，所提出的方法在聚焦效率和清晰度两个方面都优于目前的方法。

传统的人工阅片方法给医生带来了繁重的劳动，而且容易造成误诊。近年来，随着仪器自动化、智能化的发展，自动阅片技术开始出现并迅速发展。该技术通过计算机控制显微镜连续移动并拍摄清晰的镜下图像，然后进行分析识别后列出异常细胞。由于引入了自动控制和机器学习，这一技术能协助医生诊断，有效降低医生的工作强度，提高医生的诊断精度。

自动阅片的首要任务是自动获取显微镜下细胞图像，包括两个重要的步骤：扫描和聚焦。扫描的目的在于控制显微镜平台移动，使得镜头遍历玻片上被扫描区域的各个位置。聚焦的目的在于控制平台上下移动以拍摄到清晰的图像。

影响显微镜聚焦算法的两个重要因素是清晰度评价函数和焦点位置搜索方法。在清晰度评价函数方面，目前广泛使用的评价函数计算量大，在使用高分辨率摄像头情况下，聚焦的速度太慢，不能满足应用需求。在焦点搜索方法方面，典型的有爬山搜索法和全局搜索法。

自动阅片系统的焦点范围宽，且处理的图像分辨率高，采集图像量大，因此需要快速的聚焦方法。影响聚焦速度的因素有两个：第一个因素是清晰度函数本身的运算复杂度较高，运算量较大；第二个因素是相机在不同时刻采集的图像有微弱变化（比如光照），导致同一个评价函数的值出现波动，而在远焦点位置，传统的评价函数变化缓慢，容易受图像变化的影响而变得起伏，这将影响爬山的方向，造成在一个位置来回移动，严重影响聚焦速度，甚至导致聚焦失败。因此，本章首先提出了两种高效清晰度评价函数，即灰度非零值统计函数和低灰度值统计函数。灰度非零值统计函数在远焦点位置不受图像采集的影响，而低灰度值统计函数在近焦点位置具有尖锐的峰形。此外，两种函数的时间复杂度都很低。在此基础上，本章提出了一种新的焦点搜索方法。该方法利用了提出的两种评价函数的优势，在远焦点位置采用灰度零值比较评价函数并采用较大步长快速向焦点方向移动，避免了图像采集带来的影响。在近焦点位置采用低灰度值统计函数并结合小步长精细搜索焦点位置。与传统方法相比较，所提出的方法不仅在速度上有较大优势，在图像清晰度上也有较大提升。

2.3.1　现有的清晰度评价函数

清晰度评价函数判断图像清晰度标准在于：清晰的图像比离焦的图像包含更多的细节信息。然而，要想让计算机对图像清晰度进行比较，必须要找到一个直观比较的数值，这个数值能够反映在不同聚焦状态下图像质量的好坏。传统的清晰度评价函数主要分为三类：基于灰度变化、基于边缘检测、能量谱方法。

1）基于灰度变化

在一幅图像中，根据灰度变化的平均程度，计算出灰度平均值，再计算每个像

素点的方差，方差和的值用来衡量图像的清晰度，公式为

$$C = \frac{1}{MN} \sum_x \sum_y [f(x,y) - u]^2 \tag{2-10}$$

$$u = \frac{1}{MN} \sum_x \sum_y f(x,y) \tag{2-11}$$

其中，M、N 分别是图像的长和宽，$f(x,y)$ 为点 (x,y) 对应的灰度值，u 为图像中所有像素的灰度平均值。

2）基于边缘检测

聚焦清晰图像应有较锐化的边缘，由于梯度算子具有各向同性和旋转不变性，可把图像中各不同走向的边缘和线条突出，离焦量越小图像边缘越锐化，所以图像灰度梯度可以用来评价图像的聚焦程度，取图像中每一像素点的梯度值并进行汇总。具体有以下几种。

（1）灰度差分绝对值之和算子（sum modulus difference, SMD）。通过计算每个像素点在包含自身的 2×2 空间中，该点 (x,y) 与上方和右方相邻点差值的和值作为评价标准，公式为

$$C = \sum_x \sum_y |f(x,y) - f(x+1,y)| + |f(x,y) - f(x,y+1)| \tag{2-12}$$

（2）Roberts 梯度算子。计算方式类似于灰度差分绝对值之和算子，区别是计算 2×2 空间中该点 (x,y) 与斜方向点差值的和值，公式为

$$C = \sum_x \sum_y |f(x,y) - f(x+1,y+1)| + |f(x+1,y) - f(x,y+1)| \tag{2-13}$$

（3）拉普拉斯算子（LAP）。通过计算每个像素点在包含自身的 3×3 空间中该点 (x,y) 与相邻的上下左右四个点差值的和值作为评价标准，公式为

$$C = \sum_x \sum_y |2f(x,y) - f(x-1,y) - f(x+1,y)| + |2f(x,y) - f(x,y-1) - f(x,y+1)|$$

$$\tag{2-14}$$

3）能量谱方法

将序列图像应用快速傅里叶变换转换到频域，幅度的平方称为能量谱。由于幅度决定了一幅图像中含有的各种频率分量的多少，故可以用能量谱来构造清晰度评价函数，公式为

$$F(u,v) = \frac{1}{MN} \sum_{x=0}^{M-1} \sum_{y=0}^{N-1} f(x,y) \exp\left[-j2\pi\left(\frac{x}{M}u + \frac{y}{N}v\right)\right] \tag{2-15}$$

$$|F(u,v)| = \left[R^2(u,v) + I^2(u,v)\right]^{\frac{1}{2}} \tag{2-16}$$

$$P(u,v) = \left| F(u,v) \right|^2 = R^2(u,v) + I^2(u,v) \tag{2-17}$$

$$C = \sum_u \sum_v R^2(u,v) + I^2(u,v) \tag{2-18}$$

其中，$R^2(u,v)$ 和 $I^2(u,v)$ 分别是傅里叶变化的实部和虚部，F_0 对应的位置为聚焦位置。

2.3.2　新提出的清晰度评价函数

（1）灰度非零值统计函数（gray non-zero value, GZV）

观察如图 2-3（a）、（c）所示模糊的图像和清晰的图像时发现，模糊图像细胞的细节都看不到，同时细胞比较暗淡，而清晰图像细胞细节明显，颜色比较深。在一幅图像中每个像素点的灰度值都是在 0～255 之间，其灰度直方图如图 2-3（b）、（d）所示。对比模糊和清晰图像的灰度直方图可以看出，模糊图像的灰度值集中在 150～220

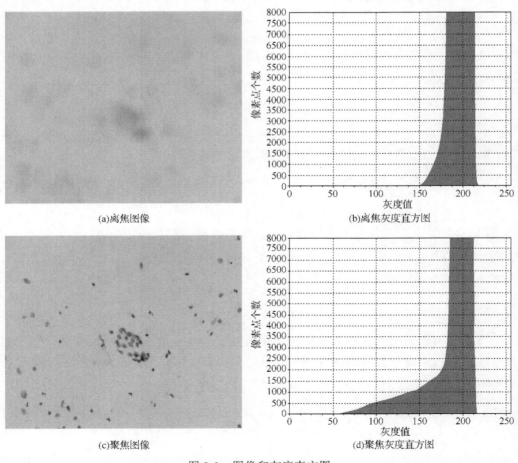

(a)离焦图像　　　　　　　　　　(b)离焦灰度直方图

(c)聚焦图像　　　　　　　　　　(d)聚焦灰度直方图

图 2-3　图像和灰度直方图

之间，而其他灰度值的像素个数为零，表明此时图像中细胞的灰度值更接近背景的灰度级，清晰图像的灰度值集中在 50～220 之间，而其他灰度值的像素个数为零，此时图像中观察到细胞颜色比较深的地方对应着较低的灰度值。

将灰度直方图中出现的像素个数不为零的灰度值称为灰度非零值。从模糊图像到清晰图像这种灰度零值的变化是有规律的，可以直观地看到在清晰图像中灰度非零值要多于模糊图像的灰度非零值。这种变化可以作为评价聚焦清晰的一个标准，公式为

$$GZV = \sum_{i=0}^{255} \text{sgn}(H(i)) \tag{2-19}$$

其中，$H(i)$ 表示灰度值为 i 的像素点个数。

利用灰度非零值统计函数清晰度评价对连续 40 幅从离焦到聚焦再到离焦的图像计算灰度非零值统计函数后绘制出的聚焦曲线。图 2-4 中横轴为显微镜平台沿 Z 轴方向移动的距离，纵轴为灰度非零值在一幅图像中出现的个数。

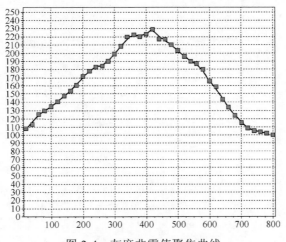

图 2-4　灰度非零值聚焦曲线

(2) 低灰度值统计函数(low gray value, LGV)

对比图 2-3(a)、(c)两幅图像,清晰图像中的细胞明显比模糊图像中的细胞要黑,对应着灰度直方图中灰度值较低的区域。而清晰细胞的面积对应低灰度区域的面积。一幅图像的灰度直方图总面积就是其图像像素点的总数。根据图像实际情况,选取一个阈值 T,划分出一个有效信息的低灰度区域作为观察区域,如图 2-3(d)中灰度值 50～150 之间的类三角形的区域。在图像清晰度变化时,对应区域面积的变化可以作为评价清晰的标准,公式为

$$f_1(x) = \begin{cases} 1, & T \leqslant x \\ 0, & x < T \end{cases} \tag{2-20}$$

$$LGV = \sum_{i=0}^{m}\sum_{j=0}^{n} f_1(f(i,j)) \tag{2-21}$$

其中，m、n 是图像的长和宽，$f(i,j)$ 是对应坐标像素点的灰度值，T 为阈值。

阈值的选取办法为，从焦点一侧开始以较小的步长移动至图像焦点另一侧，直到图像完全模糊，统计每幅图像出现过最小的灰度值绘成曲线图，如图 2-5 所示，图中最小值为 35 左右，最大值为 140，则阈值的选取范围为 35～140。图 2-6 为选取不同阈值对同一图像沿 Z 轴方向移动的清晰度评价函数曲线。实验表明，阈值选取的越小，对图像的变化越敏感，但阈值过小导致其聚焦可见区域变小。根据此图像曲线的情况，现阈值选取为 80。

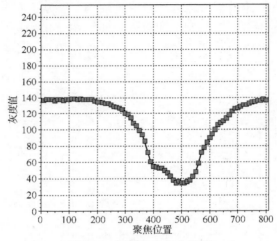

图 2-5　灰度最小值曲线图

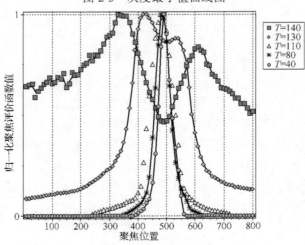

图 2-6　低灰度值统计法聚焦函数

2.3.3　变步长爬山法

传统的盲人爬山法从起始点开始以一个定长的步子去搜索最大值，然后将最大值点作为焦点所在位置。该方法无法预知山顶的大致位置，如果起始位置距离山顶较远，则一次聚焦的时间就会过长，在大量采集图像的时候，其效率会较低。因此，本节提出了一种改进的盲人爬山法，称为变步长爬山法。

使用变步长爬山法，当起始位置距离山顶较远时，选用大步长迅速靠近，当靠近山顶位置时，采用小步长保证精确度。变步长爬山法采用灰度非零值统计法和低灰度值统计法这两种清晰度评价函数来进行聚焦。其中灰度非零值统计法的特点在于，针对不同细胞图像清晰度函数的取值都在 0～255，因此可以根据当前位置对应的清晰度值来确定距离山顶的大致长度。

变步长爬山法的步长一共有三种情况。

第一种情况是在焦点附近的位置，用较小的步长 S，并采用低灰度值统计法找到焦点位置。

第二种情况是在远离焦点但是依然能够看到图像的区域，采用灰度零值比较法，用较大的步长 S_2 去找到焦点位置。

第三种情况是在离焦点更远的地方，只能隐约看到图像的区域，采用灰度零值比较法，用更大的步长 S_1 去找到可见图像的区域。

其清晰度评价函数形式为

$$f(x) = \begin{cases} \text{GZV}(x), & x < G_1 \\ \text{LGV}(x), & G_1 \leqslant x \end{cases} \tag{2-22}$$

其中，GZV(X) 为灰度非零值统计函数，LGV(X) 为低灰度值统计法。

门限与函数关系如图 2-7 所示，G_1G_2 为步长的门限，大于 G_1 时步长大小为 S，小于 G_1 且大于 G_2 时步长为 S_1，小于 G_2 时步长为 S_2。其中 G_1、G_2 是根据 GZV(X) 计算得出的值，函数曲线中最大值为 G，$G_1=G-20$，$G_2=G-50$。函数曲线中清晰度为 G_1 对应的聚焦位置为 x_2x_3，清晰度为 G_2 对应的聚焦位置为 x_1x_4。

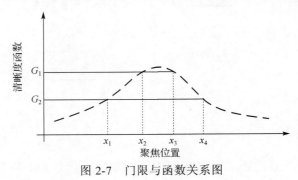

图 2-7　门限与函数关系图

聚焦爬山路线如图 2-8 所示。聚焦起点使用 GZV 计算得出步长为 S_2，向焦点方向移动，再次使用 GZV 计算得出步长为 S_1，继续移动并使用 GZV 计算得出，此时的位置已靠近焦点位置，接下来选用 LGV 函数作为清晰度评价函数，步长大小变为 S，继续移动，知道发现越过峰顶，立刻反向移动，结束聚焦。聚焦流程如图 2-9 所示。

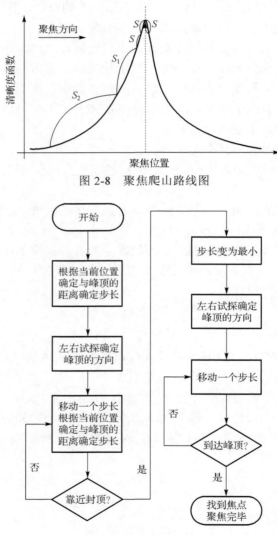

图 2-8　聚焦爬山路线图

图 2-9　聚焦流程图

2.3.4　实验与分析

结合细胞识别项目的要求，清晰度评价函数应该满足如下特征。

（1）单峰性。在聚焦点两侧，图像聚焦函数单调递减。变步长爬山法仅能实现单峰的曲线极点搜索，所以单峰是精准对焦的前提。

（2）精准性。评价函数的极点应精准对应聚焦焦点。

（3）尖锐性。尖锐性越好，越能灵敏地刻画图像差异。

（4）高效性。计算时间开销较短，能为聚焦提高效率。

本实验基于细胞 DNA 显微分光图像自动分析系统。在一个位置采集连续的离焦到聚焦再到离焦图像 80 幅，图像大小为 2048×2048。

1）清晰度评价函数

图 2-10 是由自动显微镜下获取的连续 80 幅图像计算得到的评价函数曲线。从图中进行单峰性、精准性、尖锐性的比较。

单峰性比较：灰度非零值统计法的出现局部极大值，单峰性较差；低灰度统计法和灰度方差算子法在较大的区域（240～700）都没有出现局部极大值，单峰性较好；拉普拉斯算子、灰度差分绝对值之和算子以及 Roberts 梯度算子在较小的区域（380～600）没有出现局部极大值，单峰性一般。

精准性比较：图中除了灰度非零值统计法在焦点位置出现多个点精准性较差以外，其余函数在焦点位置均相同且只有一个点，精准性好。

尖锐性比较：灰度非零值统计法、拉普拉斯算子、灰度差分绝对值之和算子以及 Roberts 梯度算子这四种函数的尖锐性一般，在焦点附近变化程度一般；灰度方差算子法变化较为明显；低灰度统计法变化最为明显。

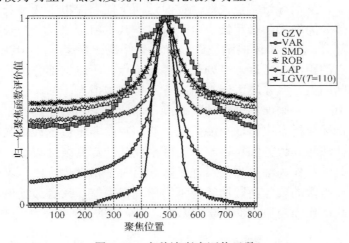

图 2-10　多种清晰度评价函数

表 2-1 是几种清晰度评价函数处理图像的时间。表格是针对每个清晰度评价函数单独进行时间测试的结果，80 幅图像已经事先加载到内存中，计算时间仅为图像清晰度计算用时。

表 2-1 聚焦测试时间

函数	GZV	VAR	SMD	ROB	LAP	LGV(T=110)
时间/s	2.7	97.8	34.3	36.2	51.7	10.7

高效性比较：灰度非零值统计法和低灰度统计法用时最短，灰度差分绝对值之和算子用时最长，其余函数用时相似。因此灰度非零值统计法和低灰度统计法高效性最好。

2）实验总结

灰度非零值统计函数的聚焦函数曲线在峰值附近不够敏感，并且函数存在极大值不利于最后的聚焦，但是其函数计算用时少。如果增大步长即可避免极大值的出现，同时与其他函数相比单调区间最大，在离焦点较远的地方依然能够实现聚焦。灰度方差算子法的聚焦函数曲线明显要好于其他几种，焦点位置的敏感度较高，但是其计算量大，用时过多，严重影响聚焦效率。拉普拉斯算子、灰度差分绝对值之和算子以及 Roberts 梯度算子的聚焦函数曲线基本相似，后两者计算所消耗时间相差不大，拉普拉斯算子用时更多。由于这三种函数本身计算的是图像边缘的能量，函数计算较为复杂，因此计算效率会比较低。低灰度值统计法的聚焦函数曲线在峰值附近敏感度高于其他函数，且其单调性好，计算时间仅次于灰度非零值统计函数。

通过实验对比发现，传统的清晰度评价函数优点是在焦点附近位置敏感度高，缺点是计算时间长，且敏感区间过小。当聚焦起始位置距离焦点稍远时，由于其较远位置单调性差，从而导致聚焦失败。针对这两个问题提出了变步长爬山法。变步长爬山法的聚焦分为细聚焦和粗聚焦两个阶段，其中粗聚焦又分为长距离聚焦和近距离聚焦两个部分。两个阶段的函数选取首要条件是计算速度快，其中粗聚焦阶段，初始位置到焦点的距离非常远，且要快速靠近焦点，所以这部分步长比较大，因此要求函数单调区间大，且在较大步长情况下不存在极值点。细聚焦阶段，距离焦点位置较近，使用小步长来保证聚焦的精确度，因此要求函数在焦点附近敏感度高。

结合以上指标分析发现，低灰度值统计法和灰度非零值统计函数满足条件。其中低灰度值统计法与其他方法相比唯一的区别就是计算复杂度较低，且聚焦精度较好，因此可将此函数作为细聚焦的最优函数。而对于粗聚焦阶段，聚焦步长较大，灰度非零值统计函数的聚焦函数曲线便不会出现极大值，只有最大值，并且其单调区间较大，因此可作为粗聚焦的最优函数。

2.4 基于图像清晰度识别的快速扫描方法

随着仪器自动化、智能化的发展，自动显微镜被广泛应用于医学、生物、材料和电子等领域。由于显微镜下的图像经过了高倍放大，在载物台移动时引起的细微距离偏差都将导致镜下图像模糊。为了在连续的多个视野拍摄到多幅清晰的镜下图像，自动显微镜需要在每个视野下实现自动聚焦。通过计算图像清晰度进行爬山式搜索一直是自动聚焦的主流方法。然而这一方法的效率有待提高。一方面，在同一个位置垂直移动载物平台(或镜头)时，爬山算法可能翻过山顶，然后再移动回来；另一方面，当显微镜完成了一个视野的聚焦后移动到另一个视野，如果该处图像清晰，聚焦算法仍然会移动到模糊的位置然后移动回来。这增加了聚焦移动的次数，降低了聚焦效率。为解决这一问题，本节训练图像清晰度模型识别图像的清晰程度，然后决定是拍摄图像还是继续移动，这极大减少了无意义的平台移动次数，提高了聚焦速度。实验表明，在扫描一个标本拍摄 332 幅图像中，可减少无意义的聚焦移动 110～180 步。

2.4.1　引言

显微镜作为帮助人们观察微观世界的重要工具，在各行各业都有广泛的应用。尤其是近年来出现了自动显微镜，它能够自主移动平台，自动聚焦并自动分析数据，将人们从简单重复的手动操作中解放出来，给人们带来了极大的方便。由于显微镜对被观察对象进行了高倍放大，因此，平台或标本自身不平引起的细微偏差都将导致视野下图像模糊，必须用自动聚焦技术确保采集到清晰的镜下图像。

在显微镜上的自动聚焦，主要以被动聚焦为主。通过计算图像清晰度，然后规划平台垂直移动循环搜索焦点，这涉及两个关键技术：清晰度评价函数和搜索算法。与模糊的图像相比，越清晰的图像含有的细节越丰富，其轮廓和高频部分的能量越高。基于此，研究者们提出了各种清晰度评价函数。基于梯度的聚焦函数，通过计算图像在某种计算方式下的梯度幅值的统计量获取图像聚焦信息[10,30]，经典的梯度函数有灰度差分绝对值和算子[31]。基于拉普拉斯算子[12]的聚焦函数通过计算图像的二阶导数获取高频分量，从而得到比较锐化的边缘能量，经典的函数有 Sobel 算子和 Roberts 算子等。基于小波变换[26]的聚焦函数将图像看作二维的信号，采用小波变换能从信号中提取细节信息。基于灰度信息统计的聚焦函数，通过计算图像每个像素灰度级的数量关系评估清晰度，经典的聚焦函数包括灰度方差算子[32]和低灰度值统计法等。基于短时傅里叶变换[33]的聚焦函数将图像变换到频域，统计高频区域的能量作为评估值。与其相似的还有基于离散余弦变换的评价函数。其他典型的方法有灰度级均值差法[20]和 Brenner 二阶差分法[34]等。

在搜索算法方面有盲人爬山法，主要思想是比较前后的清晰度变化确定爬山的方向以及步长。控制平台沿着清晰度增长的方向移动，直到出现下降，则认为到达山峰。这种方法存在两个问题。首先，由于清晰度评价函数不能保证一定是单调，所以可能会出现局部极大值的情况，而误以为到达山峰。其次，步长太大会影响聚焦精度，步长过小又会影响聚焦速度。因此，为了解决这两种问题，提出了现随机爬山法[35]和使用两个聚焦函数的变步长爬山法[36]。随机爬山法采用三个"脚印"来记录爬山的过程，通过不断缩减山峰所在的区间最终定位焦点。变步长爬山法采用两个聚焦函数和多种步长进行聚焦，在远离焦点位置采用大步长加快移动速度，在近焦点附近位置采用小步长提高聚焦精度。这两种方法在一定程度上能解决盲人爬山法中出现的问题。

目前的方法仅着眼于一个位置上的焦点搜索。然而在显微镜扫描一个标本时，通常要在不同视野完成多次聚焦。如何提高整个标本扫描时的聚焦效率是一个亟待解决的问题。自动显微镜在扫描一个玻片时，需要移动到 300 多个位置并在每个位置拍摄到清晰图像。传统方法在每个位置都需要做聚焦移动，即使刚刚移动到的位置下图像清晰，聚焦算法仍然会移动到模糊的位置，然后移动回来。另一方面，被动聚焦方法在计算图像清晰度后并不知道是不是最清晰的那个位置，它需要移动去找到清晰度的极值点。而人在判断清晰与不清晰的图像时，直接就可以认出来。受此启发，我们提出一种基于清晰图像识别的聚焦策略，识别图像是否达到了完全清晰的标准。如果新到的视野下图像不清晰，则进行聚焦并拍摄清晰图像；如果图像清晰，则直接拍摄图像。这有效地避免了盲目地反复移动，提高了图像拍摄的效率。

2.4.2 基于清晰度识别的快速聚焦扫描方法

一次完整的细胞玻片扫描需要在自动显微镜下对玻片采集 300 幅左右的图像，需用载物平台移动 300 次，以便在每个位置都能拍到图像。而移动后的镜下图像会有不同程度的模糊，这时就需要自动聚焦，然后再采集图像。传统的方法对每一个移动过的位置都进行一次自动聚焦。这种方式存在不论新移动到的位置下图像是否清晰，都会直接聚焦。显微镜的电动平台具有一定的精度，在相邻若干位置下，可能图像都是清晰的而不需要聚焦。而目前的方法即使移动到一个图像清晰的位置，也会至少移动 3 次进行聚焦。这严重增加了扫描移动的时间，降低了扫描全片的效率。

为了解决上述问题，本节提出了一种基于清晰度识别的快速聚焦扫描方法，首先识别镜下图像是否清晰，然后决定是聚焦移动还是直接拍照。其具体步骤如图 2-11 所示。

(1)抓图。相机采集当前位置的镜下图像。

(2)预处理。处理采集的图像，解决光照不均匀对细胞分割的影响。

(3)图像分割。将细胞从采集的图像上分割出来供分类器识别。

(4)分类器识别。通过对分割出来的细胞识别分类为清晰和模糊，判断清晰细胞的比例，以判断整幅图像是否清晰。

(5)焦点搜索。使用一些清晰度函数计算图像的清晰度，通过沿 Z 轴方向移动平台，找到最清晰的位置。

(6)移动规划。当前视野图像采集完毕后，沿着预先规划的移动路径移动到下一个位置重复开始(1)，如果全部采集完毕则结束扫描。

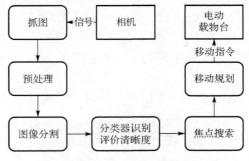

图 2-11　扫描聚焦流程图

1) 图像分割

细胞核图像分割是决定图像清晰度识别的首要环节。其中典型的有阈值分割法、分水岭分割法、基于图论的分割法、基于基础理论的分割法等。

阈值法因其实简单高效而被广泛研究，出现了一系列有效的分割方法[37]。这类方法用一个固定的阈值将图像中的像素点分为全局阈值和局部阈值两大类。其中阈值的选取是研究的重点，其确定方法有最大熵法、类间方差法、交叉熵法、最小误差法、模糊熵法等。

本节选用的图像割方法是 Niblack[38]提出的局部阈值法，利用背景和对象的像素值均值和标准差的差异计算出阈值。该方法能有效克服光照不均带来的影响。阈值计算公式为

$$T(i, j) = M(i, j) + k \times D(i, j) \tag{2-23}$$

其中，(i, j) 是在窗 $w \times w$ 内的一点，$T(i, j)$ 是窗内的阈值，$M(i, j)$ 和 $D(i, j)$ 分别是窗内像素值的均值和标准差，k 是一个固定的偏差。

2) 清晰度识别

(1) 训练数据准备。清晰度识别通过对图像上的细胞内容进行分类来确定。图像被分为两类，即(完全)清晰图像和模糊图像。清晰的细胞图像标准唯一，可直接通过扫片系统聚焦采集。模糊的细胞图像，存在模糊程度不同的情况。训练分类器时，需要尽可能地使用各种模糊程度的图像，才能确保识别准确率。通过手动采集模糊的细胞只能获取小部分模糊程度的图像，难以确保训练样本的覆盖性。因此本节采用对清晰图像进行滤波的方式得到更多的模糊图像用于模型训练。

在成像系统中，图像接收器上会形成一个形状与镜头孔径一样的形状，通常的镜头都是圆形的孔镜，因此在接收器上形成的是一个模糊圆，并且这个圆的半径越大表示图像离焦越严重，由此点扩散函数可近似表示为

$$h(i, j) = \begin{cases} 1 / (\pi R^2), & i^2 + j^2 \leq R^2 \\ 0, & i^2 + j^2 > R^2 \end{cases} \tag{2-24}$$

其中，R 为模糊光圈半径。根据式 (2-24) 可知，镜头系统的点扩散函数等价于一个低通滤波器，不同的离焦情况下对应的截止频率不同。因此，模糊细胞的数据可以通过对清晰细胞进行低通滤波器后得到。低通滤波器选用均值滤波，矩阵模板大小为 3×3。

使用低通滤波器对清晰的细胞进行 a 次处理，效果如图 2-12 所示。

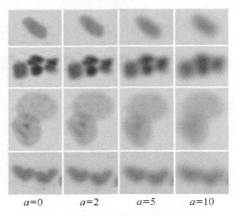

$a=0 \qquad a=2 \qquad a=5 \qquad a=10$

图 2-12　低通滤波器处理后的细胞

其中，$a=0$ 为清晰的细胞，a 为 2、5、10 分别模拟不同模糊程度下的细胞。

(2) 分类器介绍。分类器的作用是对细胞进行分类，现有的机器学习算法中，有很多的分类器模型，选择比较经典的几种进行介绍。

人工神经网络 (artificial neural network，ANN)，简称神经网络，是由很多单个神经元全连接形成的网络，目的是模拟人脑神经系统的功能。它是一个非线性的分类器，包含输入层、输出层和隐藏层。输入输出关系表示式为

$$y = f\left(\sum_{i=1}^{n} x_i w_i - \theta\right) \tag{2-25}$$

其中，$x_1, x_2, \cdots, x_n$ 是来自外部环境或其他神经元的输入信号，$w_1, w_2, \cdots, w_n$ 是对应输入链接到神经元的权值，θ 为神经元的阈值，y 为人工神经元的输出。函数 $f(\cdot)$ 为传递函数也称为激励函数。

将细胞提取的特征从输入层输入进去，通过隐藏层计算后，在通过输出层输出结果，最终的结果是每个类别的概率，概率最大的是识别的结果。

高斯混合模型 (Gaussian mixture model，GMM) 是一种概率密度模型，采用的模型是几个高斯模型的加权和，每个高斯模型代表一个类。对样本中的数据分别在几个高斯模型上投影，得到各个类上的概率，概率最大的类为判决结果。单高斯模型公式为

$$N(x,\mu,C) = \frac{1}{\sqrt{(2\pi)^n |C|}} \exp\left[-\frac{1}{2}(x-\mu)^{\mathrm{T}} C^{-1}(x-\mu)\right] \tag{2-26}$$

其中，x 是维数为 n 的样本向量，μ 是期望，C 是协方差矩阵。概率分布密度函数可以通过加权函数表示为

$$P(X) = \sum_{j=1}^{M} a_j N_j(x;\mu_j,C_j) \tag{2-27}$$

其中，$\sum_{j=1}^{M} a_j = 1$，$N_j(x,\mu_j,C_j)$ 表示第 j 个单高斯模型，用多个单高斯模型拟合一个类别的分布，一个混合高斯模型对应一个类别。混合高斯模型分类公式为

$$\text{class} = \{i \mid i \in S, \max P_i(X_0)\} \tag{2-28}$$

其中，S 是所有类别的集合，X_0 是样本的特征，$P_i(X)$ 是体征属于第 i 类对概率。对应样本数据在每个混合高斯模型上进行投影，会分别得到每个类别的概率，概率最大的为判别结果。

最近邻分类器(K-nearest neighbor，KNN)是一种经典的模式分类算法，思想直观，理论完备。KNN 算法是基于统计的分类算法，是一个理论上比较成熟的算法，也是最简单的机器学习算法之一。

KNN 算法的思路是，如果一个样本在特征空间中的 k 个最近邻的样本中的大多数属于某种类别，则该所求的样本也属于这个类别。样本之间的相似度量可以采用欧氏距离表示，即

$$d(x_i,x_j) = \sqrt{\sum_{r=1}^{n}(a_r(x_i) - a_r(x_j))^2} \tag{2-29}$$

其中，x_i 表示为第 i 个特征向量，$a_r(x_i)$ 表示 x_i 的第 r 维特征值。距离值越小的表明相似性越大，反之则表示相似性越小。

(3)特征提取和选择。对于识别分类任务而言，特征的数量并非越多越好。特征之间会有一定的关联性，特征数量过多，很容易造成模型过拟合。因此需要在分类器训练前，先对细胞特征进行选择，保留有效特征，去掉冗余特征，提高识别率和识别效率。

特征选择方法有很多种[39,40]，根据评估方法的不同，特征选择方法可以大致分为一下三个类：过滤型方法(filter approach)[41]将特征选择和分类验证过程分离，其特征选择的过程和具体的分类器无关；封装型方法(wrapper approach)[42]将特征选择和分类器的设计结合在一起，利用预先指定的分类学习算法去评价各个特征或特征子集的分类性能；嵌入式方法(embedded approach)将特征选择方法作为分类器训练

的一个部分，通过分析所得学习模型的结果得到最终的特征子集。其中，封装型方法有三种特征搜索方式：完全搜索、启发式搜索、随机搜索。本节选用的是封装型方法中的启发式搜索法，采用序列前向的搜索策略选择特征。这种方式进行特征选择，每次选择一个能使评价得分最优的特征加入特征子集，在数据集上直接做交叉验证得到识别精准率作为评价的标准。当这一次增加特征之后的精准率比上一次上升，则继续添加特征，否则停止特征搜索。最终可以得到在该模型上效果最好的特征子集。

(4) 清晰度判定。这里的任务是对整幅图像是否达到完全清晰进行识别。识别的性能直接影响扫描聚焦的性能。两类错误造成的损失是不一样的。如果清晰的图像识别成了模糊，将增加聚焦时间；如果模糊图像识别成了清晰图像，将不聚焦直接拍摄，形成低质量图像。第一类错误的代价要小于第二类错误。如果必须犯错误，我们倾向于第一类，以确保图像清晰。为了能够灵活控制，本节通过识别图像上的细胞是否清晰来综合判断这幅图像是否清晰。该方法一方面能规避分类器误识带来的问题，增强分类器的可靠性；另一方面无须处理图像上的空白背景部分，能显著提高识别效率。对图像分割后，判断每一个细胞是否清晰，然后根据清晰细胞的比例来判断整幅图像是否清晰。清晰细胞所占的比值越大，说明当前视野清晰度越好，因此，定义清晰细胞所占当前视野细胞的数量为清晰度因子，即

$$清晰度因子 = \frac{清晰细胞的数量}{清晰细胞的数量+模糊细胞的数量} \tag{2-30}$$

清晰度因子取值范围在[0,1]，取值越大，说明清晰细胞数量比例越大，图像越清晰。因此需要一个阈值来划分判定视野是清晰还是模糊。当清晰度因子大于阈值时，判断为清晰，否则为模糊，即

$$结果 = \begin{cases} 清晰, & 清晰度因子 \geq 阈值 \\ 模糊, & 清晰度因子 \leq 阈值 \end{cases} \tag{2-31}$$

3) 焦点搜索

焦点搜索的核心是清晰度评价函数，在自动聚焦过程中，需要使用清晰度评价函数评价图像的清晰度，然后在不同焦点位置进行比对，最终找到最佳清晰度的图像。目前有研究者在清晰度评价函数方面提出了大量有效方法，详见本书 2.3.1 节。

4) 算法伪代码

基于清晰度识别的快速聚焦扫描方法是在正常扫描基础上增加了识别的步骤。首先将细胞样本放置在显微镜下，开始扫描，平台移动到预定位置，采集图像，识别图像中清晰细胞的数量，计算清晰度因子，判断其是否大于阈值，大于则直接采集，反之则进行聚焦后采集，然后再移动到下一个视野，直到所有的视野都采集完毕，结束扫描。具体算法伪代码如下。

算法：基于清晰度识别的快速聚焦扫描方法
输入：细胞样本
输出：该样本的 332 幅清晰的镜下视野图像

1　开始扫片，全部视野 N

2　**For** i=0 **to** N

3　　采集当前视野

4　　分割细胞得到 M 个细胞图像

5　　**For** j=0 **to** M

6　　　　用模型识别细胞类别

7　　　　统计类别数量

8　　**Endfor**

9　　计算清晰度因子=清晰细胞/全部细胞

10　**If** 清晰度因子>阈值

11　　　保留采集的当前视野

12　**Else**

13　　　自动聚焦

14　　　采集当前视野

15　**Endif**

16　移动至下一个视野

17　**Endfor**

18　扫片结束

2.4.3　实验与分析

1) 细胞特征选择

特征选择分别选用 MLP（multi-layer perceptron）模型和 GMM 模型进行前序特征选择。实验数据采用清晰和模糊的细胞各 2000 个。实验结果如表 2-2 所示，表中的排序是加入特征子集的顺序，表示加入该维特征后分类器的准确率得分情况。每次加入的特征是能使分类器得分最大的特征。

表 2-2　特征得分排序

	MLP	得分	GMM	得分
1	IOD	76.93	IOD	72.91
2	Correlation	89.85	Correlation	88.61
3	Max	90.80	Max	91.33
4	CompactnessValue	92.48	CompactnessValue	93.69

	MLP	得分	GMM	得分
5	Energy	95.46	Energy	96.37
6	Sides	97.57	Sides	98.13
7	GreyValDeviation	98.91	Length2	99.40
8	Length2	99.54	CircularityValue	99.53
9	CircularityValue	99.70	GreyValDeviation	99.60
10	Radius	99.67	Anisotropy	99.55
11	Bytes	99.58	Radius	99.53
12	Anisotropy	99.66	Bytes	99.50
13	Sigma	99.55	Sigma	99.50
14	RoundnessValue	99.58	RoundnessValue	99.49
15	Distance	99.58	Entropy	99.48
16	MM_{11}	99.53	RectangularityValue	99.47
17	Sigma.1	99.52	Distance	99.46
18	RectangularityValue	99.51	MM_{11}	99.45
19	Entropy	99.50	Sigma.1	99.44
20	NumRuns	99.49	NumRuns	99.43
21	Diameter	99.46	Diameter	99.42
22	MM_{02}	99.43	ConvexityValue	99.41
23	Length1	99.42	MM_{02}	99.39
24	Radius1	99.41	Homogeneity	99.36
25	ContLength	99.39	LFactor	99.35
26	StructureFactor	99.37	Min	99.33
27	MM_{20}	99.36	Length1	99.32
28	MeanLength	99.35	Radius1	99.31
29	ConvexityValue	99.33	ContLength	99.30
30	Homogeneity	99.32	StructureFactor	99.28
31	LFactor	99.31	MM_{20}	99.26
32	Min	99.30	MeanLength	99.25
33	KFactor	99.28	KFactor	99.20
34	Bulkiness.1	99.26	Bulkiness.1	99.12
35	GreyValMean	99.25	GreyValMean	99.03
36	Bulkiness	99.20	Bulkiness	98.79

通过对全部的 36 维特排序可以发现，两种模型的前 6 维特征排序基本相同，比如：IOD、Correlation、Max、CompactnessValue、Energy、Sides，说明这些特征对分类的影响是最大的。第 7～9 维度特征顺序略有变化，说明这几维度对分类的影响较小。两个模型均在第 9 维达到了最大得分，因此特征最终选择的子集是：IOD、Correlation、Max、CompactnessValue、Energy、Sides、GreyValDeviation、Length2、CircularityValue。

实验表明，采用前序特征选择法选出的部分特征，其建模效果要好于全部特征建模的效果。

2) 分类器细胞识别效果

清晰的细胞数据通过宫颈癌细胞筛查系统扫描获取，包含淋巴细胞、上皮细胞、中心粒细胞、5C 细胞等，共计 10000 个细胞图像。模糊的细胞数据一部分通过模糊的图像分割获得 5000 个，另一部分由清晰的细胞进行低通滤波得到 5000 个。将这些数据划分为训练数据和测试数据，训练数据包含二类样本各 4000 个，测试数据包含二类样本各 1000 个。

二分类分类器的分类结果分为四类：真阴性(TN: true negative)、假阴性(FN: false negative)、真阳性(TP: true positive)、假阳性(FP: false positive)。在这四种情况中，假阳性(FP)和假阴性(FN)是错误的判断，通常用两个指标：假阳性率(FPR)和假阴性率(FNR)评价模型的正确判读性能，表达式为

$$\text{FPR} = \frac{\text{FP}}{\text{TN} + \text{FP}} \times 100\% \qquad (2\text{-}32)$$

$$\text{FNR} = \frac{\text{FN}}{\text{TP} + \text{FN}} \times 100\% \qquad (2\text{-}33)$$

精准率(ACC)定义为

$$\text{ACC} = \frac{\text{TP} + \text{TN}}{\text{TN} + \text{FN} + \text{TP} + \text{FP}} \times 100\% \qquad (2\text{-}34)$$

错误率[47](OE)定义为

$$\text{OE} = \frac{\text{FP} + \text{FN}}{\text{TN} + \text{FN} + \text{TP} + \text{FP}} \times 100\% \qquad (2\text{-}35)$$

灵敏度(SEN)和特异度(SPE)常用来评价分类器的检测能力。灵敏度是衡量检测出阳性样本的能力，是将实际为阳性样本正确判断为真阳性的比例。异常度是衡量正确诊断为阴性样本的能力，是将实际为阴性样本正确判读为真阴性的比例，分别表示为

$$\text{SPE} = \frac{\text{TN}}{\text{TN} + \text{FP}} \times 100\% \qquad (2\text{-}36)$$

$$\text{SEN} = \frac{\text{TP}}{\text{TP} + \text{FN}} \times 100\% \qquad (2\text{-}37)$$

实验结果如表 2-3 所示。

从表 2-3 中可以看出，MLP 的正确率为 97.15%，GMM 为 92.2%，KNN 为 64.05%，MLP 略好于 GMM，而 KNN 的效果最差。图 2-14(a)展示了精准率的对比。

图 2-13(b)、(c)展示了假阴性率和假阳性率的对比。可以看出，MLP 和 GMM 的假阳性率和假阴性率远远低于 KNN，MLP 对两类细胞识别的效果最好。图 2-13(c)展示了灵敏度的对比，可以看出，MLP 和 GMM 的灵敏度相差不大，MLP 略好于 MLP。图 2-14(d)展示了异常度的对比，可以看出，MLP 的异常度最好。图 2-13(c)、(d)说明，MLP 对两类细胞均能较好识别，而 GMM 在对模糊细胞的识别上，较 MLP 弱一些。清晰度判断任务要求模型对两类的细胞都要有较好的识别效果，所以综上结果，选择 MLP 作为后续实验的分类器。

表 2-3　分类器细胞识别效果

	细胞数	TP	FP	TN	FN	ACC	FPR	FNR
MLP	2000	972	19	971	18	97.15	1.92	1.82
GMM	2000	970	26	874	30	92.20	2.89	3.00
KNN	2000	540	259	741	460	64.05	25.90	46.00

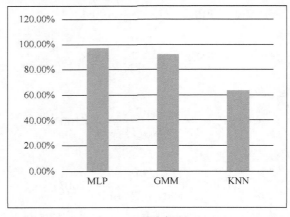

(a)精准率

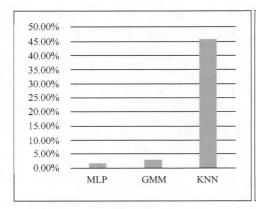

(b)假阴性率　　　　　　　　　　　　　　(c)假阳性率

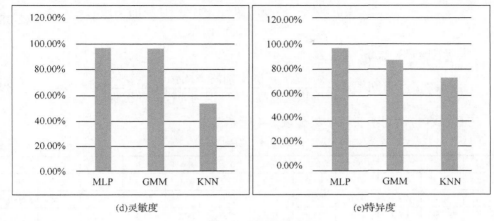

(d)灵敏度　　　　　　　　　　　　　　　　(e)特异度

图 2-13　性能分析对比

3）阈值选择实验

清晰度因子的取值范围是[0,1]，因此需要设定一个阈值，来判定图像是否为清晰。阈值选取越大，则对图像清晰度的要求越苛刻，可以直接进行采集的图像越少，但时间花费会更多；阈值越小，则对图像清晰度的要求越宽松，可以直接采集的图像越多，但清晰度不能有较好的保证。因此，选取一个合适的阈值，可以在保证清晰度的前提下，提升扫片的速度。阈值的确定，采用离线分类测试的方法确定，对清晰和模糊的图像进行分类，测试分类效果。阈值取值范围为 0～1，步长为 0.1。

在实际制片的过程中，可能由于外部因素导致细胞样本的密度大小不一，因此需要不同密度的样本作为实验数据。根据细胞密度的分布情况，选用三种细胞样本，分别是细胞数量极少、细胞数量正常、细胞数量极多。每个样本分别采集清晰图像和模糊图像各 332 幅，其中模糊图像是在聚焦清晰的位置偏移 40 步长位置所采集，这个位置的图像模糊比较明显，且依旧可以保持细胞可分割，样本图像如图 2-14 所示。

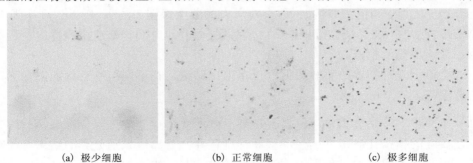

(a) 极少细胞　　　　　　　　(b) 正常细胞　　　　　　　　(c) 极多细胞

图 2-14　样本图像

精准率计算公式为

$$\text{精准率} = \frac{\text{正确识别清晰图像} + \text{正确识别模糊的图像}}{\text{全部的图像}} \tag{2-38}$$

召回率计算公式为

$$\text{召回率} = \frac{\text{正确识别清晰图像}}{\text{正确识别清晰图像} + \text{识别为模糊的图像}} \tag{2-39}$$

三个样本与识别率实验结果如表 2-4 所示。

表 2-4　识别率

阈值	1	0.9	0.8	0.7	0.6	0.5	0.4	0.3	0.2	0.1	0
极多	54.2	94.1	94.7	95.0	95.2	95.2	95.0	93.3	89.7	82.7	49.5
正常	50.4	79.2	98.0	97.3	96.2	95.0	92.3	86.9	80.7	72.8	50.0
极少	60.9	67.2	75.6	76.8	78.0	77.0	76.1	74.4	70.7	65.9	49.5

三个样本与召回率实验结果如表 2-5 所示。

表 2-5　召回率

阈值	1	0.9	0.8	0.7	0.6	0.5	0.4	0.3	0.2	0.1	0
极多	9.3	89.1	90.3	90.9	91.5	93.0	93.0	93.9	93.9	93.9	100
正常	0.9	59.4	97.6	98.2	98.2	98.8	99.1	99.4	99.4	100	100
极少	27.9	41.7	61.8	68.1	74.1	77.7	78.3	80.7	81.3	81.9	100

从表 2-4 和图 2-15(a)可以看出，密度极高样本的识别率从 1 到 0.9 时迅速达到 94.14，之后缓慢增长，到阈值为 0.6 时达到最大值 95.2。正常密度样本从 1 到 0.8 时快速增长到 98.05，并且阈值为 0.8 就是最大值。而密度极少样本增长缓慢，在阈值为 0.6 时达到最大，识别率为 78.08。相比较可以看出，密度极少细胞的识别率比其他两种样本的识别率低很多，原因是该样本中细胞过少，常有细胞数量为零或者一个的情况出现，导致识别率较低。

从表 2-5 和图 2-15(b)可以看出，密度极高样本在 0.9 迅速达到 89.19，之后缓慢上升至 93。其中阈值为 0 的时候，会对所有的图像识别为清晰，所以识别率为 100。正常密度样本在 0.8 快速达到 97.6，之后缓慢增长至 100。密度极少样本全程稳步上涨，没有明显的拐点。

综合以上三种样本的实验数据，可以得出结论，在不同细胞密度的图像下，阈值的选取应该为 0.6～0.8。

4) 不同清晰度评价函数的快速扫描算法效率分析

在实际的扫描任务中，图像的模糊程度各异，与离线识别分类的结果可能略有不同，因此，本实验通过使用不同聚焦算法进行在线快速扫描，并通过不同的清晰度算法对扫描后的结果进行评价。以此来验证快速扫描方法的普适性和阈值选择的正确性。

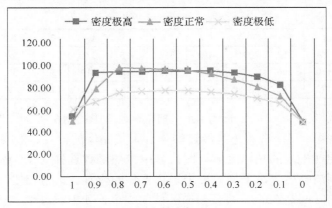

(a)精准率

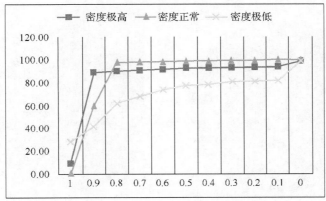

(b)召回率

图 2-15　性能分析对比图

单次扫描图像 332 幅，单幅图像大小 2048×2048，自动聚焦采用三种不同的清晰度评价函数（SMD、SML、LGV），清晰度评价函数采用 SML，评价方法是单次扫描的 332 幅图像，分别对每幅图像计算清晰度，然后计算 332 幅图像清晰度的均值，作为这一组的评价指标。跳过视野数量的实验结果如表 2-6 所示。

表 2-6　跳过视野数量

	阈值	1	0.9	0.8	0.7	0.6	0.5	0.4	0.3	0.2	0.1	0
极多	LGV	8	9	11	16	107	279	325	329	330	330	332
	SML	9	9	10	16	105	279	324	329	330	330	332
	SMD	9	9	13	18	115	281	327	330	330	329	332
正常	LGV	2	108	162	219	265	305	328	332	332	332	332
	SML	37	133	199	244	280	300	332	332	332	332	332
	SMD	2	97	189	231	266	302	325	332	332	332	332

续表

	阈值	1	0.9	0.8	0.7	0.6	0.5	0.4	0.3	0.2	0.1	0
极少	LGV	77	252	291	310	312	315	325	324	329	327	332
	SML	170	266	283	310	315	322	319	327	327	327	332
	SMD	175	262	288	295	316	313	321	327	323	328	332

　　阈值变化范围为 0~1，步长为 0.1。扫描区域如图 2-16 所示。图 2-16 中(a)是正常扫描区域视图，其中橘黄色是经过聚焦后采集图像的位置，(b)是使用快速扫描方法在正常细胞样本上的扫描区域视图，其中聚焦函数选择为 LGV，阈值为 0.8。图中紫色是识别清晰度满足采样标准未进行聚焦的位置。正常扫描时间 387s，基于识别的快速扫描时间是 326s。共计扫描区域 332 个，其中跳过聚焦直接采集图像的区域 162 个。

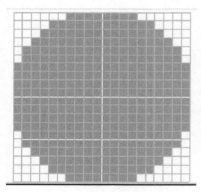 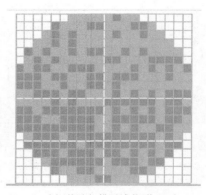

(a) 正常扫描区域　　　　　　　　　(b) 快速扫描区域(阈值=0.9)

图 2-16　扫描区域图(见彩图)

　　清晰度实验结果如表 2-7 所示。

表 2-7　清晰度

	阈值	1	0.9	0.8	0.7	0.6	0.5	0.4	0.3	0.2	0.1	0
极多	LGV	316.7	315.5	315.0	316.5	313.1	291.6	220.7	238.2	249.1	244.6	250.3
	SML	314.6	316.4	316.0	314.6	313.1	289.1	216.5	238.6	240.0	240.1	231.2
	SMD	315.9	315.7	316.1	317.4	314.6	292.0	230.7	246.9	254.3	245.5	252.1
正常	LGV	108.7	109.3	106.5	104.5	96.0	75.5	63.9	64.1	63.8	63.0	66.0
	SML	106.8	106.5	106.7	102.7	94.8	78.7	68.1	61.9	62.6	62.6	64.3
	SMD	108.6	109.0	107.0	103.8	95.1	83.5	66.4	61.7	65.0	61.3	62.2
极少	LGV	81.6	79.8	78.7	76.8	76.1	74.8	74.7	73.5	63.4	67.3	55.5
	SML	82.5	80.0	78.0	74.7	73.5	75.5	75.6	75.5	72.3	70.4	61.8
	SMD	81.2	79.4	77.1	76.8	74.3	74.7	73.3	74.0	73.4	74.1	77.3

将表 2-6 和表 2-7 绘制成折线图 2-17。

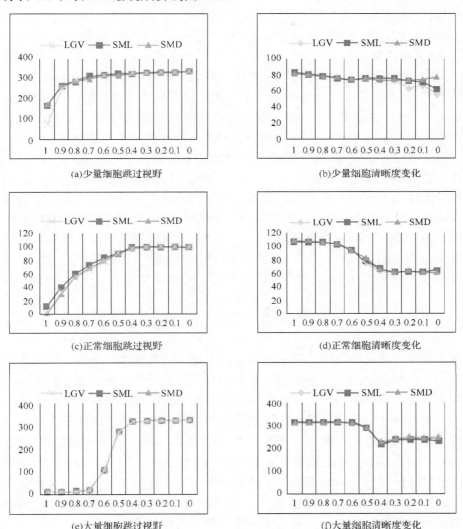

图 2-17　多样本性能分析图

如图 2-17 展示了三种不同密度样本在三种自动聚焦函数下的跳过视野对比和平均清晰度对比。图 2-17(a)、(b)展示了极少细胞密度的跳过视野变化情况和对应的清晰度变化情况。可以看出，在阈值为 1 时，跳过视野的数量已经超过了 50%，在阈值为 0.9 时，超过了 75%。而清晰度整体呈现下降的趋势，且变化平稳。三种聚焦函数在 0～0.3 之间清晰度出现差异。说明在细胞极少的情况下，阈值设定在 1 附近是较为理想的。

图 2-17(c)、(d)展示了正常细胞密度的跳过视野变化情况和清晰度的变化情况。可以看出，三种聚焦函数的变化基本一致。阈值在 0.4～1 之间，跳过视野逐渐增大，在 0.3 之后，跳过视野基本达到 100%。而其清晰度变化，在阈值 0.8～1 之间变化缓慢，0.7 开始有明显下降趋势，0.4～0.7 之间大幅度下降，0.4 之后平稳。说明在 0.8～1 之间，有较好的清晰度，以效率优先考虑，阈值适合选取在 0.8。

图 2-17(e)、(f)展示了极多细胞密度样跳过视野变化情况和清晰度的变化情况。可以看出，三种聚焦函数变化基本一致，在 0～0.4 之间略有差异。跳过视野变化中，阈值在 0.7～1 之间变化平稳，跳过视野数极少，从 0.4～0.7 快速变化，0～0.4 之间平稳。而清晰度在 0.6～1 之间变化平稳，0.4～0.6 之间下降，0～0.4 之间变化平稳。说明在阈值为 0.6 时有较好的清晰度，同时也跳过了 33%的视野。

综上所述，不同的聚焦函数，在跳过视野和清晰度变化折线图上，走势几本一致，说明此方法可以适应不同的聚焦函数。对细胞较多的图像可设置较低的阈值，对细胞较少的图像，可设置较高的阈值，说明为了保证图像的清晰程度，阈值的选取应随细胞密度的降低而升高。不同细胞密度下选取适当的阈值，可以在保证清晰度满足要求的情况下，跳过一部分图像的聚焦，直接采集图像，从而节约聚焦时间。

2.5　基于多点聚焦的快速扫片方法

随着仪器自动化的发展，基于显微镜的自动阅片系统被广泛应用于医学领域。由于载物平台与物镜的关系不能保证绝对的垂直、载物平台本身制作的误差以及制作玻片也会存在不平的问题，并且在显微镜下的图像经过高倍放大，水平移动会改变物镜到玻片距离的变化，导致显微镜下的图像不清晰。为了解决这个问题，自动显微镜在每次采集图像前都会先进行一次自动聚焦。这种方法有效解决了图像不清晰的问题，但是随着采集图像的增加，扫片的时间也随着增加，阅片的效率降低。为了降低扫片的时间，本节提出了一种多点聚焦的快速扫片方法。通过采集多个镜下视野的焦点位置，确定细胞层平面与显微镜的位置关系，在水平移动的同时调整物镜到玻片的距离，以便可以采集到清晰的细胞图像。

2.5.1　引言

随着电子显微镜的出现、图像处理技术的发展，采用人工智能进行病理分析已经成为当下最主流的研究方向。这种技术首先通过电子显微镜对组织切片采集图像，然后通过机器学习算法分析图像病变情况，最后给出病情结论。由于显微镜下的视野是经过高倍放大的，仅能采集一小部分视野的图像，为了保证诊断的可靠性，一般都需要采集 300～400 幅镜下图像。大量采集图像的方法就是自动阅片技术。

自动阅片技术是通过移动载物平台，使电子显微镜采集不同位置视野的图像。

由于载物平台与显微镜观察方向不能做到绝对垂直，载物平台的移动会影响玻片到物镜的距离。而镜下的画面又是经过高倍放大的，细微的移动都会导致画面变得模糊。因此每次在移动过后，都会进行一次自动聚焦，调整玻片到物镜的距离。然后再采集图像，反复移动和聚焦的操作，直到采集完所有的图像，这就是传统的自动阅片技术。

组织切片在制作的过程中，标本滴在载玻片上，然后盖上盖玻片，经过盖玻片的压力，标本厚度会变得非常的薄，且均匀的分散在一个平面上。因此，当样本玻片放在显微镜下时，只要可以确定这个平面和显微镜观察角度的关系，就可以确定样本涂层的焦点面，在移动的时候可以直接找到焦点的位置，从而跳过聚焦的过程直接扫片。这种方法可以很大程度提升自动阅片的效率。

一般的平面确定方法是采集三个不在一条直线上的点坐标，但在应用中，由于聚焦精度的问题，单个点焦点位置产生偏差，就会引起整个平面角度的变化，导致有些画面的清晰度不能达到图像识别的标准。为了解决这个问题，本节提出了一种基于多点聚焦的快速采集方法，该方法在样本上确定多个三角平面。实验表明这种方法与现有的三点聚焦方法相比有较好的清晰度提升。

2.5.2　三点聚焦快速扫片方法

标准的三维平面重建，都是采用三个点建立平面。在显微镜下找到三个不在同一直线上的三个点，利用自动聚焦技术，获取到每个位置的焦点坐标。已知三个已知点的坐标 $P(x_0, y_0, z_0)$、$Q(x_1, y_1, z_1)$、$U(x_2, y_2, z_2)$，如图 2-18 所示，可得两个相交的空间向量 PQ、PU，利用这两个向量可以求得垂直于这三个点所确定平面的法线向量，如式 (2-40) 所示，求得 $n = (A, B, C)$，利用点法式计算得到平面方程如式 (2-41) 所示。

$$n = PU \times PQ \tag{2-40}$$

$$A(x - x_0) + B(y - y_0) + c(z - z_0) = 0 \tag{2-41}$$

根据式 (2-41) 推导出焦点确定式 (2-47)，通过带入当前位置的横纵坐标，即可计算得到 Z 轴的焦点坐标。

$$z = z_0 - \frac{A(x - x_0) + B(y - y_0)}{C} \tag{2-42}$$

三点聚焦快速扫片方法流程如图 2-19 所示，将标本玻片放置在显微镜下，首先在样本上找到不在一条线上的三个点，分别聚焦获得每个点的 X 轴、Y 轴和 Z 轴坐标，然后通过这三个点计算其所在平面。接下来开始扫片，将平台移动到下一个采集图像的位置，通过该位置的 X 轴和 Y 轴坐标计算对应的 Z 轴坐标，移动 Z 轴到指定位置，最后采集图像，直到采集的数量满足要求，结束扫片。

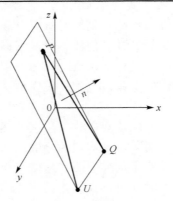

图 2-18　三点建立平面

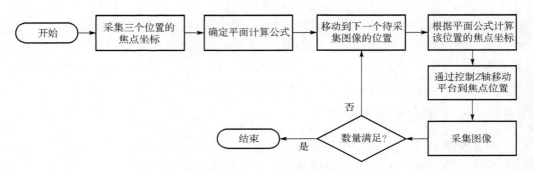

图 2-19　三点聚焦快速扫片方法流程图

2.5.3　改进的多点聚焦快速扫片方法

三点聚焦的方法对三个点的精度要求非常高，当任意一个点的焦点位置聚焦精度不够时，所建立的平面与真实平面会出现差异，且在三角形外部距离三个点越远的位置，其偏差距离越大，导致大量的图像模糊。

改进的多点聚焦快速扫片方法，是在三个点建立平面的基础上，增加了多个三角形平面，并减小了每个三角形的面积。改进的多点聚焦快速扫片方法流程如图2-20所示，将标本玻片放置在显微镜下，首先在样本上按照一定方式找到多个位置，分别聚焦获得每个位置的 X 轴、Y 轴和 Z 轴坐标，通过指定的分割方法将样本分割成多个三角区域，并确定每个三角区域的平面公式。将平台移动到下一个采集图像的位置，通过该位置的 X 轴和 Y 轴坐标，判断该位置所在的三角形区域，根据该区域对应的平面公式，计算对应的 Z 轴坐标，移动 Z 轴到指定位置，最后采集图像，直到采集的数量满足要求，结束扫片。

1）多点平面分割方法

由于样本涂层的形状一般都是一个近似圆，所以建立坐标系的原点选择标本的中心点。如图 2-21 所示，图中圆圈对应组织涂层的位置，在圆内均匀的选择 14 个点。这些点将整个样本分割成多个相邻三角形，共计建立了 14 个平面，这些平面几乎覆盖了整个样本。

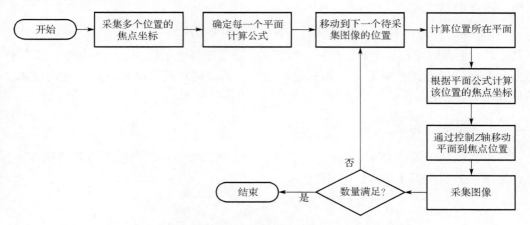

图 2-20　改进的多点聚焦快速扫片方法流程图

2) 平面判断方法

由于分割后的形状是多个相邻的三角形组合而成，根据三角形的性质，可利用外心判断点的所属平面。外心是三角形外接圆的圆心。计算方法如图 2-22 所示，对三条边分别作垂直平分线，它们的交点就是外心。计算点到每个外心的距离，距离最近外心对应的三角形，就是该点所在的平面。

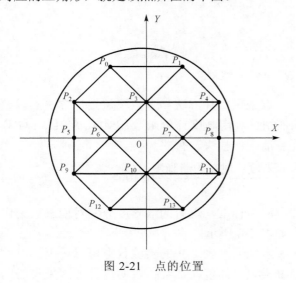

图 2-21　点的位置

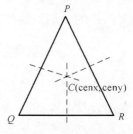

图 2-22　三角形的外心

距离计算式为

$$L(x, y) = \sqrt{(x - \text{cenx})^2 + (y - \text{ceny})^2} \tag{2-43}$$

所在面判定式为

$$D = \{i \,|\, i \in S, \min(L_i(x_0, y_0))\} \tag{2-44}$$

其中，L 是点到外心的距离，L_i 是点到第 i 个三角形外心的距离，S 是全部三角形平面的集合，D 是通过计算得到距离最近的平面。找到对应平面后，再通过式（2-42）计算出 Z 轴坐标。

2.5.4　实验与分析

本实验基于细胞 DNA 显微分光图像自动分析系统。实验数据为宫颈细胞样本，样本图像如图 2-23 所示。

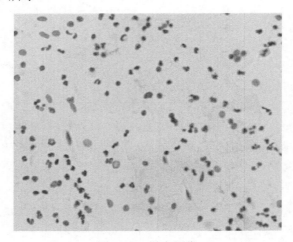

图 2-23　样本图像

分别用传统的聚焦扫片方法、三点聚焦扫片方法和多点聚焦扫片方法，对细胞样本进行图像采集，将采集后的图像用三种清晰度评价函数（SMD、SML、LGV）计算每次扫片的平均清晰度，然后计算清晰度损失，公式为

$$清晰度损失 = \frac{原清晰度 - 现在的清晰度}{原清晰度} \times 100\% \tag{2-45}$$

其中，原清晰度以传统的聚焦扫片方法为标准，现有的清晰度分别对应三点聚焦和多点聚焦方法。实验得到，清晰度如表 2-8 所示。

计算得到清晰度损失如表 2-9 所示，通过表 2-9 的实验数据可以看出，三种清晰度评价函数计算三点聚焦的清晰度损失平均值在 2.4%，表明这种方法采集的图像与全部聚焦采集的图像清晰度差异达到 2.4%。三种清晰度函数计算多点聚焦的清晰度损失平均值在 0.08%。

表 2-8　清晰度

	全部聚焦	三点聚焦	多点聚焦
LGV	134250.41	128403.75	134139.17
SML	189192896.00	186073200.00	189015920.00
SMD	17507382.00	17289438.00	17490832.00

表 2-9　清晰度损失

	全部聚焦	三点聚焦	多点聚焦
LGV	-	4.36	0.08
SML	-	1.65	0.09
SMD	-	1.24	0.09
平均值	-	2.4	0.08

三种扫片方式时间的实验结果，如表 2-10 所示。

表 2-10　时间对比

	全部聚焦	三点聚焦	多点聚焦
时间/s	361	207	227

从表 2-10 中可以看到，全部聚焦用时 361s。三点聚焦用时 207s，与全部聚焦相比节约 154s。多点聚焦用时 227s，比全部聚焦节约了 134s，比三点聚焦慢 20s。多点聚焦多出的 20s 时间是因为开始选择的点比三点聚焦多。三点聚焦用时最短，但是采集图像的清晰度损失大于多点聚焦。

两组实验对比可以发现，多点聚焦的清晰度损失远小于三点聚焦的清晰度损失，且多点聚焦与全部聚焦相差极小。这证明了多点聚焦快速扫片方法比现有的三点聚焦扫片方法采集图像更加的清晰，且与正常的全部聚焦扫片法相比，节约了134s 的时间，扫片的速度更快，与预期结果一致。

2.6　本　章　小　结

随着医疗的发展，基于显微镜的自动阅片系统在医疗领域占据着重要的作用，不仅能协助医生进行病情诊断，还可以降低医生的工作强度、提高诊断的准确性。自动阅片系统中最核心的两个技术是聚焦和扫描。现有的自动阅片系统效率较低，本章分别从聚焦和扫描两方面对自动阅片系统进行提升。

(1)分析了显微镜自动聚焦的国内外现状，从光学的角度解释了图像模糊的原因。对当前广泛流行的几种自动聚焦算法进行实验对比分析，找到其中的不足。

(2)新提出的自动聚焦的方法，主要有两个清晰度评价函数：灰度非零值统计函数、低灰度值统计函数，以及改进的变步长爬山法。这两种函数都具有计算速度快的特点，其中灰度非零值统计函数与现有的函数相比，有单调区间大的优势。低灰度值统计函数与现有的函数相比，在焦点峰值附近陡峭，有更高的精确度。改进的变步长爬山法与传统的盲人爬山法相比，采用上述两种聚焦函数的优势，具有三种步长变化，既满足了远距离的快速移动，又满足了焦点附近的高精度聚焦。新提出的自动聚焦方法与一般方法相比，一次聚焦的时间缩短 1/3～1/2 倍。

(3)新提出了一种基于清晰度识别的快速聚焦扫片方法，该方法使用机器学习识别清晰和模糊的细胞，然后定义了清晰度因子，通过实验找到了最佳的阈值用于判断图像是否清晰。使用不同的自动聚焦方法进行实验，表明了一般的聚焦函数都可以支持此方法。采用三种相差密度较大的细胞玻片进行实验，表明了此方法适用于不同密度的细胞样本。实验尝试了不同的分类器，表明了不同分类器在离线分类效果足够好的前提下，均适用于此方法。最终实验表明，此方法在一次扫片拍摄 332 幅图像中，可减少无意义的聚焦移动 110～180 步。

(4)新提出了一种多焦点快速扫片方法，该方法通过使用多个位置的焦点将样本分割成多个平面，每个平面单独计算焦点位置。这种方法有效解决了三点聚焦方法中由于聚焦精度所导致图像模糊的问题。最终实验表明，此方法比三点聚焦方法清晰度要高很多，与正常聚焦扫片方法的清晰度几乎一致。

聚焦技术作为自动阅片的关键，随着医疗进步发展飞快。本章通过深入了解聚焦方法改进现有的聚焦策略，提升聚焦速度和聚焦精度。但由于研究时间有限，细胞 DNA 显微分光图像自动分析系统中仍有需要完善的地方。影响图像聚焦的因素与镜下的内容也有很大的关系，细胞样本中常常由于制片的原因，出现细丝纹理的杂质；由于玻璃质量问题，出现气泡状杂质；由于存储不当，玻璃表面出现划痕，引起的图像扭曲。这些都会导致聚焦的失败，因此，有必要针对性地深入研究，增强聚焦算法的鲁棒性。医生阅片的内容多种多样，不同的样本内容，影响因素也各不相同。现有的聚焦评价函数都有一定的针对性，在不同环境下受到的影响也不同，聚焦效果差异甚远。因此有必要对聚焦评价函数深入研究，让聚焦算法更具有通用性。

参 考 文 献

[1] 陈木旺. 浅谈共聚焦显微技术. 光学仪器, 2013, 35(1): 44-47.

[2] Jantzen J, Norup J, Dounias G, et al. Pap-smear benchmark data for pattern classification// Proceedings of the NISIS, 2005:1-9.

[3] Chen R, Beek P V. Improving the accuracy and low-light performance of contrast-based autofocus using supervised machine learning. Pattern Recognition Letters, 2015, 56(C):30-37.

[4] 吴振峰, 左洪福. 光学显微镜自动聚焦技术研究. 光学仪器, 2000, 22(4): 9-12.

[5] 曹茂永, 孙农亮. 离焦模糊图象清晰度评价函数的研究. 仪器仪表学报, 2001, 22(3):259-260.

[6] 徐培凤, 李正明, 孙俊. 基于图像的自动曝光算法研究. 光学仪器, 2005, (2):59-61.

[7] 姜志国, 韩冬兵, 袁天云, 等. 基于全自动控制显微镜的自动聚焦算法研究. 中国图象图形学报, 2004, 9(4):17-23.

[8] Tenenbaum J M. Accommodation in Computer Vision. Stanford: Stanford University, 1970.

[9] Jarvis R A. Focus optimisation criteria for computer image processing. Microscope, 1976, 24.

[10] Nayak S R, Mishra J, Padhy R. An improved algorithm to estimate the fractal dimension of gray scale images//Proceedings of the IEEE International Conference on Signal Processing, Communication, Power and Embedded System, 2017.

[11] Nayar S K, Nakagawa Y. Shape from focus. IEEE Transactions on Pattern Analysis & Machine Intelligence, 1994, 16(8):824-831.

[12] Mallick A, Roy S, Chaudhuri S S, et al. Optimization of Laplace of Gaussian (LoG) filter for enhanced edge detection:A new approach// Proceedings of the IEEE International Conference on Control, Instrumentation, Energy and Communication, 2014:658-661.

[13] Banham M R, Katsaggelos A K. Spatially adaptive wavelet-based multiscale image restoration. IEEE Transactions on Image Processing, 1996, 5(4):619-634.

[14] Huang J T, Shen C H, Phoong S M, et al. Robust measure of image focus in the wavelet domain // Proceedings of the IEEE International Symposium on Intelligent Signal Processing and Communication Systems, 2005:157-160.

[15] Firestone L, Cook K, Culp K, et al. Comparison of autofocus methods for automated microscopy. Cytometry Part A, 1991, 12(3):195-206.

[16] Sun Y Y, Hong-Ning L I, Lin-Li X U, et al. Mlti-spectral full digital autofocus algorithm base on frequency domain Gaussian function. Journal of Yunnan Normal University, 2016.

[17] Charfi M, Nyeck A, Tosser A. Focusing criterion. Electronics Letters, 1991, 27(14):1233-1235.

[18] Lee S Y, Yoo J T, Kumar Y, et al. Reduced energy-ratio measure for robust autofocusing in digital camera. IEEE Signal Processing Letters, 2009, 16(2):133-136.

[19] Harada M, Obara K, Nakamae K. A robust sem auto-focus algorithm using multiple band-pass filters. Measurement Science & Technology, 2017, 28(1):015403.

[20] Shirvaikar M V. An optimal measure for camera focus and exposure// Symposium on System Theory, 2004:472-475.

[21] Podlech S. Autofocus by Bayes spectral entropy applied to optical microscop. Microscopy & Microanalysis the Official Journal of Microscopy Society of America Microbeam Analysis

　　　　Society Microscopical Society of Canada, 2016, 22(1):199-207.

[22] Kudryavtsev A V, Dembélé S, Piat N. Autofocus on moving object in scanning electron microscope. Ultramicroscopy, 2017, 182:216.

[23] 李德仁, 童庆禧, 李荣兴, 等. 高分辨率对地观测的若干前沿科学问题. 中国科学:地球科学, 2012, 42(6):805-813.

[24] 王超, 蒋远大, 翟光杰, 等. 基于数字图像处理的自控显微镜聚焦算法研究. 仪器仪表学报, 2009, 30(6):1290-1294.

[25] 朱铮涛, 黎绍发, 陈华平. 基于图像熵的自动聚焦函数研究. 光学精密工程, 2004, 12(5):537-542.

[26] Chen X B, Song R X, Yang Y H, et al. Wavelet edge detection using two-dimensional otsu model and local enhancement//Proceedings of the IEEE Control and Decision Conference, 2015: 5409-5413.

[27] 周丽平, 孙志峻, 张泉. 显微视觉系统的自动聚焦及控制. 光学精密工程, 2013, 21(3):807-812.

[28] 郑馨, 艾列富, 刘奎, 等. 结合全局和局部灰度变化的显微图像自动聚焦函数. 激光与光电子学进展, 2017, 54(8):246-253.

[29] Zhang X F, Wu H F, Ma Y. A new auto-focus measure based on medium frequency discrete cosine transform filtering and discrete cosine transform. Applied & Computational Harmonic Analysis, 2016, 40(2):430-437.

[30] 黄伟琼, 游林儒, 刘少君. 基于改进的灰度对比度函数的自动对焦方法. 计算机应用, 2011, 31(11): 3008-3014.

[31] 张来线, 孙华燕, 郭惠超, 等. 基于图像灰度梯度最大值累加的自动调焦算法. 光子学报, 2013, 42(5):605-610.

[32] Malik A S, Choi T S. A novel algorithm for estimation of depth map using image focus for 3d shape recovery in the presence of noise. Pattern Recognition, 2008, 41(7):2200-2225.

[33] Lee S Y, Kumar Y, Cho J M, et al. Enhanced autofocus algorithm using robust focus measure and fuzzy reasoning. IEEE Transactions on Circuits & Systems for Video Technology, 2008, 18(9): 1237-1246.

[34] Chen L, Han M, Wan H. The fast iris image clarity evaluation based on brenner//Proceedings of the IEEE International Symposium on Instrumentation and Measurement, Sensor Network and Automation, 2014:300-302.

[35] 周贤, 姜威. 基于图像边缘能量的自动聚焦算法. 光学技术, 2006, 3:213-218

[36] 方以, 郑崇勋, 闫相国. 显微镜自动聚焦算法的研究. 仪器仪表学报, 2005, 12(26): 1275-1277.

[37] Wu Y, Meng T, Wu S. Research progress of image thresholding methods in recent 20 years

（1994-2014）. Journal of Data Acquisition and Processing, 2015, 30(1):1-23.

[38]　Gonzalez R C, Woods R E. Digital Image Processing. Upper Saddle River: Pearson, 2008.

[39]　Sikora R, Piramuthu S. Framework for efficient feature selection in genetic algorithm based data mining. European Journal of Operational Research, 2015, 180(2):723-737.

[40]　Xue B, Zhang M, Browne W N, et al. A survey on evolutionary computation approaches to feature selection. IEEE Transactions on Evolutionary Computation, 2016, 20(4):606-626.

[41]　Bolón-Canedo V, Sánchez-Maroño N, Alonso-Betanzos A. Feature selection for high-dimensional data. Progress in Artificial Intelligence, 2016, 5(2):65-75.

[42]　Zhang Y. A modified artificial bee colony algorithm-based feature selection for the classification of high-dimensional data. Journal of Computational & Theoretical Nanoscience, 2016, 13(7): 4088-4095.

第3章 光 照 补 偿

3.1 引 言

近年来癌症频发,已经成为危害人们生命安全的严重问题之一。早发现早治疗是应对这一问题的有效方法。传统细胞病理诊断方法通过采集人体细胞样本进行染色,然后置于镜下观察,难以适应现实应用的需求。随着计算机图形处理技术的发展,自动阅片技术应运而生,DNA 倍体分析技术就是其中的典型代表。该技术自动控制显微镜移动聚焦,采集镜下图像,然后采用图像分析和识别技术测量细胞核内 DNA 相对含量,将 DNA 超过正常范围的细胞检测出来,供医生进一步确认。与传统方法相比,该技术只需要医生复核仪器挑选出来的少数异常细胞,无须医生手动完成对标本细胞的浏览和目测,有效降低了医生的工作量。重要的是该技术避免了医生镜下观察的主观性和由于视觉疲劳引起的偏差,进一步提高了癌症诊断的准确率。

对细胞 DNA 相对含量的准确测量是倍体分析技术实现准确诊断的先决条件。然而,显微镜无论采用卤素灯还是 LED 灯,都不可避免地存在光照不均的问题。这使得依赖于灰度值的光学测量在不同位置测量相同细胞的 DNA 含量,其结果也不相同,甚至相差甚远。这将直接增加系统的测量误差,降低倍体技术测量结果的可信程度。因此,必须通过有效的光照补偿减弱或消除光照不均带来的影响。

3.2 现有的光照补偿方法

现有的光照补偿方法主要有以直方图均衡化为代表的灰度变换法、图像空域灰度变换法,基于同态滤波的图像灰度校正与增强方法,基于照明-反射模型的 Retinex 增强算法、梯度域增强方法以及基于反锐化掩模的增强方法。图像增强技术根据图像质量情况和不同的应用场景,采用不同的技术手段显示出图像的有用信息,消减或者消除对应用来说无关的信息,从而达到增强局部或者整体特征的目的[1]。

3.2.1 灰度变换法

灰度变换法(gray-level transformation,GT)是经典的图像增强技术之一,其基本原理是将灰度图像的灰度值按照某函数 $T(x)$ 映射到规定的输出图像灰度值范围中[2],并使输出图像的部分数据在最低和最高灰度饱和,由此可提高输出图像的对比度。根据 $T(x)$ 的形式可以将灰度变换分为线性变换和非线性变换。两种方法都是希望突出感兴趣的目标或者灰度区间，相对抑制那些不感兴趣的灰度区域[3]。但是，传统 GT 算法直接对整幅图像进行全局变换处理，无法有效拉伸原始图像的明暗强度对比，导致图像增强效果减弱。没有考虑图像的细节特征，同样会造成细节信息减少[4]。直方图均衡化是灰度变换的一个重要应用，它广泛应用到图像增强处理中。其基本思想是把原始的直方图变换为均匀分布的形式，增加了像素灰度值的动态范围[5]。进一步地，在直方图均衡化的基础上又出现了双直方图均衡化图像增强方法，其原理是先进行传统的直方图均衡化使图像的灰度范围得到全局调整，再将均衡后的图像实际灰度级实现均匀分布，即实现第二次灰度映射，最后经过中值滤波，去除孤立的噪声点，得到更加接近真实图像的增强图[6]。

3.2.2 同态滤波方法

同态滤波方法的原理是将频率过滤和灰度变换相结合，把图像的照明反射模型作为频域处理的基础，减少低频、增加高频，从而锐化图像边缘或细节特征的图像增强，并利用压缩亮度范围和增强对比度的方法来改善图像的视觉质量[7]。同态滤波通过减少低频增加高频来实现图像增强，决定同态滤波效果的关键在于滤波器传递参数的选择。但高斯型、巴特沃斯型和指数型同态滤波的传递函数参数较多，不易控制，需要多次尝试才能得出最优效果[8]。近年来，研究人员提出了基于彩色空间转换的同态滤波彩色图像增强、基于亮度拉伸的同态滤波彩色图像增强方法等。传统同态滤波算法传递参数多，不易控制，需要多次尝试，为了以较少的控制参数，在保持滤波效果不变的情况下出现了基于彩色空间转换的同态滤波方法，其主要原理是构造新传递函数。

为了进一步提升彩色图像的鲜艳程度，研究者们提出了基于亮度拉伸的同态滤波彩色图像增强方法[9]。该方法通过将 RGB 彩色图像转换到 HSV 彩色空间，再对空间分量进行增强处理，其中，H 为色调、S 为饱和度、V 为亮度。为了提升图像整体对比度，该方法首先将亮度分量 V 进行限制对比度自适应直方图增强，使图像对比度得到提升。[10]

3.2.3 Retinex 算法

Retinex 算法是由 Land 基于人类视觉系统提出的用于解释颜色恒常性的图像增强算法，对于一幅图像 $I(x, y)$ 可以表示为照射分量 $L(x, y)$ 和反射分量 $R(x, y)$ 的乘积，即

$$I(x, y) = L(x, y) \times R(x, y) \tag{3-1}$$

照射分量决定了图像中像素所能达到的动态范围，对应图像的低频部分；而反射分

量则决定了一幅图像的内在性质，对应图像的高频部分。传统 Retinex 算法采用高斯函数估计图像照射分量，在对数域中用原始图像减去照射分量 $L(x, y)$，获得的反射分量 $R(x, y)$ 即为增强图像。该方法虽然使得增强后的图像具有较好的细节信息及视觉效果，但图像总体对比度较低[11]，在估算图像高对比度边缘区域照度的时候，边缘两边的高低值像素会互相影响对方的照度估计值[12]。基于 Retinex 算法提出的改进算法较多，首先是改进的多尺度 Retinex 算法[13]。该算法在分析基于人眼视觉特性的基础上，将基于 Retinex 理论的算法和经颜色空间变换后对亮度和饱和度分量进行增强的算法相结合。其主要思想在于将原始影像从 RGB 色彩空间转换到 HSI 色彩空间，在保证色调分量 H 不变的前提下，先对亮度分量 I 和饱和度分量 S 进行调整，使得处理后的影像更加符合人眼视觉特性，避免了颜色失真现象。然后，将增强后的影像从 HSI 色彩空间转换到 RGB 色彩空间，采用拉普拉斯算子与原始影像进行卷积运算，得到边缘影像。最后将增强后的影像和边缘影像叠加得到最终增强影像。

还有无监督异常检测算法(unsupervised abnormality detection algorithm)[14]，目的是为了解决胶囊内镜检查(capsule endoscopy)时的图像显示问题。该算法分为两个阶段，可以自动地、无监督地进行异常检测，将图像增强和自动异常检测关联起来。在第一阶段，图像通过 Retinex 算法进行自适应的颜色增强。在第二阶段，通过显著性检测器(saliency detector)检测图像中在临床上有用的突出区域，显著性检测器是通过异常检测方法先找出之前图像的异常部分中的显著部分，并通过这些显著部分定位新图像的异常区域的算法。

李红等提出了基于主特征提取的 Retinex 多普段图像增强算法，结合了图像统计特性与视觉特性，且融合多尺度主特征提取算法[11]。利用主特征提取算法提取原始图像高中低三个不同尺度下的主特征图像，并将均值作为照射分量估计。用原始图像与照射分量相除得到反射分量，对反射分量进行非局部均值滤波抑制噪声。然后计算基于局部方差增强细节，最后将增强后的照射分量与反射分量相乘得到最终结果。但这种方法在使用时需要手动设置参数，缺乏自适应性。

3.2.4　基于梯度域的增强方法

基于梯度域的光照不均匀图像增强方法认为图像光照不均匀也表现在梯度不均匀。可以把图像看成一个二维的离散函数，图像的梯度就是这个二维离散函数的偏导数，图像的梯度运算可以刻画图像的边缘，因而梯度域图像增强是遵循人类视觉系统感知基础特性的图像增强方法[15]。

Fattal 等提出一种在梯度域实现动态范围压缩的色调映射方法，使用局部算子对梯度域衰减压缩，再通过 Poisson 方程求解恢复亮度图像，在减少光晕、低对比度信息损失等方面具有较好的效果[16]。

基于变分模型的梯度域色阶映射方法[17]在梯度域构造了一个具有细节保持以及动态范围压缩能力的变分模型。该方法将 Gibbs 采样的思想引入到最速下降法中，有效地提高了最速下降法的收敛速度。

基于绝对梯度域与相对梯度的图像梯度域增强方法[18]对图像中较亮处的对比度和图像细节进行更大的增强。基本思路是：①对图像的梯度场函数进行求解；②针对人眼视觉的特征对梯度场进行修正；③从修正的梯度场中构建出增强后的图像。

3.2.5 基于反锐化掩模的增强方法

通常将一幅图像分解为高频区和低频区，然后再分别处理这两个区域。该方法考虑到低频信息，对防止某些方法的过分增强效果明显[19]。其主要策略为：先边缘检测，后勾边。然而，这些方法仅仅是将高频区和低频区的信息加在一起，这就导致不能达到良好的细节和自然光之间的平衡[20]。因此，这些方法需要重新进行处理，将每幅图像的效果都最好地显示出来。

虽然目前存在大量光照补偿的方法，但这些方法主要目的在于提高图像质量，或降低因光照不均对图像分割、识别等应用带来的影响。而本书要解决的是光照不均引起的测量误差，传统方法在补偿效果上难以达到 DNA 倍体测量的要求。与本书目的最近的方法是 Ali 等提出了一种序列成像匹配方法（sequential imaging and registration technique）。这种方法通过一组显微镜下图像校正照明模式。观察到的图像记做 $I(x, y)$，可以把它建模为激励模式 $E(x, y)$ 和排放模式 $M(x, y)$。排放模式表示细胞组织的独立染色，激励模式表示光照，观察到的图像可表示为

$$\log(I(x,y)) = \log(E(x,y)) + \log(M(x,y)) \tag{3-2}$$

细胞组织的平均激励模式被假定为不变。图像都以最大的比例被覆盖，可以用统一的激励模式把图像中不变的高亮部分的灰度降下来。通过上述的操作，可以得到一幅光照均匀的图像，这幅图像在显微镜下的测量结果也相对较好。

为了解决显微镜下细胞测量受光照不均的影响，本书提出了一种面向测量的补偿方法。拍摄任意情况下的镜下图像，通过图像分割的方法将图像上的细胞和杂质抠除，并用周围背景灰度值填充抠除后的区域，得到干净的背景图像。获得多幅背景图像后采用两种统计学习的方法分别估计光照偏差后补偿图像。所提出方法不依赖与空白背景的校准图像，给使用带来了方便；同时采用统计学习的方法从多幅背景中估计光照偏差，使得补偿方法更加稳定、准确。

3.3 DNA 倍体分析技术与朗伯比尔定律

癌症是一种获得性基因疾病，癌细胞的显著特征在于其 DNA 含量异常。正常细胞的 DNA 含量在我们身体的严格控制之下符合人体的规律，是一个定值。一旦

细胞癌变，细胞将不再遵循人体的规律，这突出表现在细胞内染色体数目的异常，也即细胞内 DNA 含量不再是定值。我们知道，人体正常细胞有 46 条（23 对）染色体，这被称为二倍体状态。极少处于分裂期的细胞含有 46 对染色体，这时的细胞处于四倍体状态。除了二倍体和四倍体及处于二者过渡期的细胞外，具有其他染色体数目的细胞都是异常细胞，这些异常细胞的 DNA 含量是不定值。当细胞变得自治并不受人体控制，它们将具有变化的 DNA 含量。一些细胞比正常细胞的 DNA 含量少，另一些则比正常细胞的 DNA 含量多，这时的细胞被称为异倍体状态，这是大多数恶性肿瘤的标志。

因此，通过测量细胞内 DNA 的含量就可以确定细胞是否异常。由于 DNA 的质量非常小，直接测量难度很大，通过图像处理技术测量细胞 DNA 的相对含量是完全可行的。其理论基础在于朗伯比尔定律：一束单色光照射于某一吸收介质表面，在通过一定厚度的介质后，由于介质吸收了一部分光能，透射光的强度就要减弱。吸收介质的浓度愈大，介质的厚度愈大，则光强度减弱的愈显著，其关系为

$$A = \lg(I_0 / I_1) \tag{3-3}$$

其中，A 为吸光度，I_0 为入射光强度，I_1 为透射光的强度。积分光密度（integrated optical density，IOD）表示某个被测物体（如细胞）在图像上的区域内所有像素点上的吸光度的总和，即

$$IOD = \sum_{(i,j) \in \Omega} A(i, j) \tag{3-4}$$

其中，$A(i,j)$ 表示位置 (i,j) 的吸光度。在固定波长和光程长的情况下，吸光物质（染料）的光密度值能反映吸光物质的量。在显微镜下，光透过只对 DNA 染色的细胞，其累计吸光度，即积分光密度越大，则细胞 DNA 含量越大。DNA 倍体分析技术通过这一原理测定细胞与 DNA 质量成正比的积分光密度。然后用被测细胞的 IOD 比上标准二倍体细胞的 IOD，得到可以反映细胞所处倍体状态的 DNA 系数。这样，二倍体细胞 DNA 系数为 1，四倍体为 2。考虑系统误差，一般认为，DNA 系数超过 2.5 的细胞是异常细胞。

根据朗伯比尔定律测量细胞的相对含量，要求所有位置的入射光强度一致，否则相同含量的细胞在不同位置测到的 IOD 值不一样，造成测量误差。从 IOD 值的计算公式可以看出入射光强度低的位置，IOD 值增加，反之则减少。另一方面，显微镜光源通过光路照射到被观察物体上，使观察者可以看到被观察物体。无论采用卤素灯还是 LED 灯，都无法做到光照在图像的各个位置都完全均匀。此外显微镜光路上的某些灰尘或玻片上的杂质也会造成光照不均，图 3-1(a) 是一幅没有细胞的光照不均匀的空背景的图像。这种情况下，处在边缘黑暗区域的细胞积分光密度偏大，将引起测量误差。图 3-1(b) 是我们期望的光照均匀的空背景图像。

为了说明细胞在不同位置的测量结果，将一幅图像按 10×10 分块，如图 3-2 所示。理论上，一个细胞的 IOD 值在每个位置都一样，但由于光照影响，导致同一细胞在每个位置的 IOD 值不一样。未补偿时，同一细胞在每个位置的 IOD 值如表 3-1 所示。可以看到，由于光照不均，使得同一个细胞的 IOD 值在不同位置出现较大差别，最高达 254，最低达 137。如此大的差别严重影响了仪器的测量精度。

<table>
<tr><td>(a)空背景图像</td><td>(b)平均灰度图像</td></tr>
</table>

图 3-1　光照情况对比图

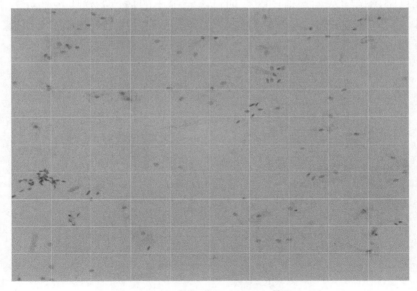

图 3-2　显微镜视野分块图

表 3-1　不同图像位置细胞的 IOD 值

列 行	1	2	3	4	5	6	7	8	9	10
1	245	227	222	222	218	211	218	211	213	204
2	205	204	207	205	204	206	204	203	201	187
3	217	199	201	200	195	194	205	207	200	185
4	182	178	179	177	170	174	184	195	196	190
5	177	188	186	180	165	166	183	195	198	198
6	170	178	175	176	167	181	187	202	206	207
7	172	190	184	185	182	183	189	199	199	208
8	184	191	190	180	186	188	195	200	208	211
9	156	180	194	186	186	188	192	200	203	200
10	137	140	147	159	160	165	177	179	187	192

3.4　技　术　路　线

3.4.1　方法流程

首先在显微镜视野下获取若干幅图像,然后将每幅图像上的细胞从图像上抠掉,得到没有细胞的图像并通过背景填充技术得到图像背景。将得到的背景图像进行平滑操作,得到更加顺滑的图像。之后进入偏差估计阶段。为了避免单幅图像中光照均匀度的不确定性,先求出几组背景图像的平均图像,以获得更准确的光照情况。然后生成这幅图像的灰度均值图像。通过本章提出的估计方法 1 或估计方法 2 处理这幅图像,得到偏差图像。最后将得到的偏差图像与每次摄像机获得的图像相结合,得到最终的图像作为结果显示给用户。该过程的数据流图如图 3-3 所示。

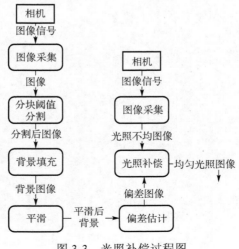

图 3-3　光照补偿过程图

3.4.2　图像采集

从摄像头采集到灰度图像 A，用 $A(i, j)$ 代表第 i 行、第 j 列的像素值。所用摄像机的分辨率为 2048×2048，其中 CMOS 摄像机在 20 倍的物镜下的像素约为 $0.11\mu m^2$，颜色位深度大于等于 8bit 且小于等于 12bit，灰度在 256 级以上，帧率为 80 帧/s。

3.4.3　分块阈值分割

阈值法通过设定不同的特征阈值，把图像像素点分为若干类，因其实现简单、计算量小、性能较稳定而成为图像分割中最基本和应用最广泛的分割技术。阈值分割的基本原理是：设一幅灰度图像的大小为 $M \times N$，灰度级数为 L，$f(x, y)$ 表示坐标为 (x, y) 的像素灰度级，其中 $x \in [1, M]$，$y \in [1, N]$。阈值分割的目的为确定阈值 t，并对所有像素的灰度级进行映射，即

$$f(x, y) = \begin{cases} 0, & 0 \leqslant f(x, y) \leqslant t \\ L-1, & t \leqslant f(x, y) \leqslant L-1 \end{cases} \tag{3-5}$$

分割后的图像仅有灰度级为 0 和 $L-1$ 两类像素，也称"二值化"。这种分割方法适合于待分割的目标和背景像素分布在明显不同的两个灰度级范围的情况。阈值分割分为单一阈值分割和分块阈值分割。由于光照不均的影响，单一阈值分割在本章所述情况下性能较差，无法获得干净的背景，所以本章采用分块阈值分割。

为使本章方法不依赖空白背景，我们需要用有细胞的图像估计背景图像。这需要将细胞从图像中抠除。本章采用的策略是先用分割算法将有细胞的区域标出，然后将有细胞的位置用背景填充。分块阈值分割对图像进行分块处理，在每一小块上进行阈值分割操作，可以获得更准确的背景灰度值。本章采用如下公式进行阈值分割：

$$T(i, j) = M + P \tag{3-6}$$

其中，P 取适当的负数，(i, j) 是在每一小块 $w \times w$ 内的一点，$T(i, j)$ 是窗内的阈值，M 是窗内的像素值的均值，均值的求法为

$$M = \frac{1}{w^2} \sum_{i=1}^{w} \sum_{j=1}^{w} A(i, j) \tag{3-7}$$

3.4.4　背景填充

背景填充的目的是为了获得不带细胞的纯背景图像。通过纯背景图像可以帮助我们更好地估计出光照的均值。具体方法是在上一步执行完成之后，细胞被抠

除，背景图像上的原有细胞位置变成了白色。之后对白色部分进行膨胀操作，形成一个比白色部分更大的区域，记内层区域为区域 I，外层区域为区域 O。对膨胀后的图像取反，使区域 I 变成黑色，区域 O 变成白色。然后将膨胀后的图像与取反后的图像进行"与"操作，此时之前被抠掉部分还是一个环形区域，记内层区域为 I_a，外层区域为 O_a。取区域 O_a 轮廓的各个点的灰度值 $G_1, G_2, \cdots, G_n$ 的平均值，即

$$\text{Avg} = \frac{1}{n} \sum_{i=1}^{n} G_i \tag{3-8}$$

将平均值 Avg 填充到区域 I_a。对每一个被抠掉部分重复上述操作，得到最终的背景图像。

3.4.5　平滑

平滑的作用是突出图像的宽大区域、低频成分、主干部分或抑制图像噪声和干扰高频成分，使图像亮度平缓渐变，减小突变梯度，从而改善图像的质量。

本过程通过线性滤波的方式实现平滑操作。线性滤波的基本原理是用均值代替原图像中的各个像素值，即对待处理的当前像素点 (i, j)，选择一个模板，该模板由其近邻的若干像素组成，求模板中所有像素的均值，再把该均值赋予当前像素点 (i, j)，作为处理后图像在该点上的灰度 $g(i, j)$。并计算图像中的每一个 (i, j)，得到一幅平滑图像 B。

3.4.6　偏差估计与补偿

基于单幅背景图像估计的偏差受噪声和背景抠除两方面的影响而不够稳定和准确。因此我们在多个视野下拍摄多幅图像，利用多个样本对背景偏差进行估计。在多个视野下进行，可以尽可能地减少视野中的某个特定点被某个细胞遮住的可能性；采集多幅图像可以使获得的图像偏差值更接近真实值，且采集的图像越多，越接近真实值；通过以上两步的操作，可以使偏差估计更准确，从而在补偿的时候可以得到更好的效果。

本书给出了两种偏差估计方法。第一种方法采用均值估计的方法，估计平均背景图像。第二种方法采用贝叶斯方法估计平均背景。

1. 偏差平均估计

如果在空白片上进行补偿，那么采集到的图像可以表示为

$$B = H_0 + V \tag{3-9}$$

其中，H_0 为光照均匀的背景图像，每个像素点的灰度值为 h_0，V 为光照引起的偏差。

我们认为 B 的直方图的峰值(或均值)所对应的位置为 h_0。那么我们采集若干幅图像 $B_1, B_2, \cdots, B_N$，有

$$\sum_{i=1}^{N} B_i = NH_0 + \sum_{i=1}^{N} V_i \tag{3-10}$$

$$V_m = \frac{1}{N}\sum_{i=1}^{N} B_i - H_0 \tag{3-11}$$

当一幅新的图像 C 来的时候，通过式(3-12)和式(3-13)进行补偿：

$$C = D + B = D + H_0 + V \tag{3-12}$$

其中，D 为细胞对象，那么补偿以后的图像 B 为

$$B = C - V_m = D + H_0 + V - V_m \approx D + H_0 \tag{3-13}$$

2. 贝叶斯估计光照偏差

在估计方法 1 的基础上，可以对 V_m 用高斯方法建模，在贝叶斯框架下来估计均匀光照情况下的值。具体的实验步骤如下。

对于背景图像序列 $B_1, B_2, \cdots, B_N$，设 $x[k]$ 为 B_k 在 (i, j) 位置像素点的观察值，即

$$x[k] = h_0 + v[k] + w[k], \quad k = 1, 2, \cdots, N \tag{3-14}$$

其中，$x[k]$ 为第 k 次像素观察值，h_0 为均匀光照为常量，$v[k]$ 为对应位置的背景偏差，$v \sim N(\mu_v, \sigma^2_v)$。$w[k]$ 为噪声，即同一个像素点的偏差 $w \sim N(0, \sigma^2_w)$，令 $\Gamma = h_0 + v[k]$ 有如下形式：

$$x[k] = \Gamma + w[k], \quad k = 1, 2, \cdots, N-1 \tag{3-15}$$

那么 $\Gamma \sim N(\mu_v + h_0, \sigma^2_v)$，写成向量的形式为

$$x = I\Gamma + w \tag{3-16}$$

已知样本 x，对 Γ 的估计为

$$\begin{aligned}
E(v \mid x) &= E(\Gamma - h_0 \mid x) \\
&= E(\Gamma \mid x) - h_0 \\
&= \mu_v + \sigma^2_v I^{\mathrm{T}} (I\sigma^2_v I^{\mathrm{T}} + \sigma^2_w I)^{-1} (x - I(\mu_v + h_0))
\end{aligned} \tag{3-17}$$

其中，I 为全 1 的向量，I 为单位矩阵。

利用 Woodbury 恒等式：

$$\left(I + \frac{\sigma^2_v}{\sigma^2_w} I I^{\mathrm{T}} \right)^{-1} = I - \frac{\dfrac{\sigma^2_v}{\sigma^2_w} I I^{\mathrm{T}}}{1 + N\dfrac{\sigma^2_v}{\sigma^2_w}} \tag{3-18}$$

有

$$E(v\,|\,x)=\mu_v+\frac{\sigma_v^2}{\sigma_v^2+\dfrac{\sigma_w^2}{N}}(\bar{x}-\mu_v-h_0)\tag{3-19}$$

h_0 为已知常数，则

$$\mu_v=\mu_x-h_0\tag{3-20}$$

有

$$\sigma_x^2=\sigma_v^2+\sigma_w^2\tag{3-21}$$

可以在完全黑暗情况下，把 σ_w^2 估计出来。在有光照情况下，把 σ_x^2 估计出来，然后做减法。

$$\begin{aligned}\mathrm{var}(v\,|\,x)&=\mathrm{var}(\Gamma-h_0\,|\,x)\\&=\mathrm{var}(\Gamma\,|\,x)\\&=\sigma_v^2-\sigma_v^2 1^{\mathrm{T}}(1\sigma_v^2 1^{\mathrm{T}}+\sigma_w^2 I)^{-1}1\sigma_v^2\end{aligned}\tag{3-22}$$

$$\mathrm{var}(v\,|\,x)=\frac{\dfrac{\sigma_w^2}{N}\sigma_v^2}{\sigma_v^2+\dfrac{\sigma_w^2}{N}}\tag{3-23}$$

至此，偏差计算结束，由 $E(v\,|\,x)$ 生成最终图像 B。

3.5　实验方案结果对比

本章提出了两种新的显微镜光照补偿方法。第一种方法利用空白玻片获得空白背景图像，然后计算光照平均偏差，并在应用中加上平均偏差。该方法要求用户使用无细胞的空白片，任何空白片上的杂质都将对补偿结果产生影响，应用条件相对苛刻。另外，空白片和无细胞的区域透光性和有细胞图层的区域透光性不一样，也给补偿结果带来偏差。为解决这一问题，我们进一步提出了第二种方法，采集玻片上有细胞的区域图像，然后利用图像分割技术定位图像上的细胞或杂质并将其抠除，获得背景图像。Ali 等在 2008 年提出了与本章方法类似的补偿方法，在偏差阶段采用对数来获得最终的偏差图像。在 3.5.3 节，将三种方法进行对比。对比按照同一细胞在不同位置的 IOD 值应该相差不多的理论进行，同时记录 IOD 值的最大偏差和方差。

3.5.1　实验设置

实验采用实验室和然得基尔医学科技发展有限公司联合研发的"癌细胞自动检测仪"，该系统由 PC 机、全自动显微镜、全高清摄像机以及细胞分析软件组成。本仪器全部设备如图 3-4 所示。

① 高清数码摄像机：分辨率为 2048×2048，其中 CMOS 摄像相机在 20 倍的物镜下的像素约为 $0.11\mu m^2$，颜色位深度大于等于 8bit 且小于等于 12bit，灰度在 256 级以上；

② 数码摄像机适配器；

③ 电动载物台：定位精度(步距)为 X 轴小于 $5\mu m^2$，Y 轴小于 $5\mu m^2$；

④ 控制遥杆(选配)；

⑤ 显微镜：物镜放大倍数为 20 倍；

⑥ 显微镜光源盒；

⑦ 控制盒。

本仪器将显微镜的镜下视野显示在电脑屏幕上，可以通过细胞分析软件调整所要观察的位置，通过对在屏幕上显示的镜下视野中细胞的分析，判断细胞是否是癌细胞，这里的分析包括 IOD 值的确定。

本章在上述技术路线两种方法的指导下，通过上述实验平台进行实验。实验采用宫颈细胞制作的玻片。在获取背景阶段，本章中的两种方法均在不同位置采取了十幅图像。

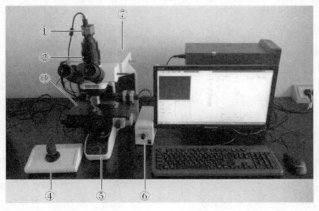

图 3-4　设备图

3.5.2　实验效果

1. 估计方法 1 实验效果

实验效果对比如图 3-5 所示，其中图 3-5(a)是原始图像，图 3-5(b)是实验获取的背景图像，图 3-5(c)是计算出来的偏差图像，图 3-5(d)是光照补偿后的图像。

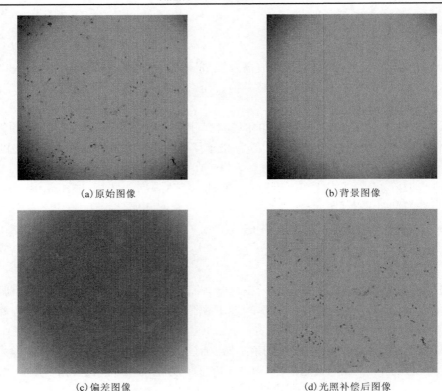

(a)原始图像   (b)背景图像

(c)偏差图像   (d)光照补偿后图像

图 3-5　估计方法 1 实验图像

2. 估计方法 2 实验效果

实验效果对比如图 3-6 所示，其中图 3-6(a)是原始图像，图 3-6(b)是实验获取的背景图像，图 3-6(c)是计算出来的偏差图像，图 3-6(d)是光照补偿后的图像。由图可见本实验使用的图像中有显微镜灰尘，即图像中的圆形部分。

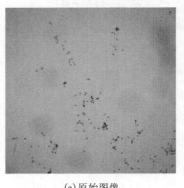

(a)原始图像   (b)背景图像

(c)偏差图像

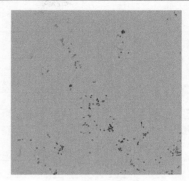

(d)光照补偿后图像

图 3-6　估计方法 2 实验图像

3.5.3　实验与分析

1. 实验结果

Ali 等提出方法的实验结果如表 3-2 所示,本章所提出估计方法 1 的结果如表 3-3 所示,估计方法 2 的结果如表 3-4 所示。所选细胞在各个位置的 IOD 均值大概为 109。

表 3-2　Ali 方法的实验结果

行 ＼ 列	1	2	3	4	5	6	7	8	9	10
1	117	116	114	114	113	109	107	104	102	101
2	108	111	112	113	110	109	108	104	102	102
3	107	110	112	112	110	108	104	108	108	105
4	106	107	108	109	109	111	113	113	110	109
5	104	109	112	110	111	109	111	111	112	110
6	100	101	103	105	106	108	113	117	119	119
7	96	103	108	107	110	112	114	117	118	118
8	101	102	105	108	110	110	115	117	123	122
9	96	105	106	110	113	114	116	120	122	125
10	95	96	96	100	101	104	109	113	122	123

注：IOD 的最大偏差为 30，IOD 值的方差为 41.01

表 3-3　估计方法 1 实验结果

行 ＼ 列	1	2	3	4	5	6	7	8	9	10
1	112	114	113	109	109	109	109	106	106	108
2	109	111	111	110	111	109	108	108	108	107
3	108	112	111	111	112	111	110	108	108	107

续表

行＼列	1	2	3	4	5	6	7	8	9	10
4	106	106	110	112	112	116	114	111	110	108
5	101	106	105	108	109	112	115	112	112	112
6	101	102	104	107	111	111	113	115	112	114
7	102	102	104	104	105	107	109	111	110	124
8	103	116	114	104	106	115	110	112	115	120
9	104	103	106	109	111	110	108	112	115	113
10	105	105	107	109	110	111	107	113	116	120

注：IOD 的最大偏差为 23，IOD 值的方差为 17.20

表 3-4　估计方法 2 实验结果

行＼列	1	2	3	4	5	6	7	8	9	10
1	106	109	106	104	104	104	105	104	101	103
2	110	108	107	105	105	104	104	101	100	103
3	113	111	109	106	108	106	112	105	106	103
4	114	114	113	113	109	109	106	105	106	106
5	114	113	113	113	112	110	103	107	106	105
6	114	113	115	113	113	113	112	110	109	108
7	108	110	109	112	113	115	113	113	111	109
8	105	107	106	110	113	111	114	114	114	112
9	100	105	106	109	108	105	111	115	114	113
10	103	106	109	109	112	116	116	116	115	115

注：IOD 的最大偏差为 16，IOD 值的方差为 17.30

在以上结果的基础上，我们进一步进行了实验，采集了不同幅数的图像进行对比，以分析出在多少幅图像的时候可以达到最好的补偿效果，分别采取了 10、15、20、25、35、40、45、50、55 幅图像，进行了十组实验，将实验的结果绘制成图，如图 3-7 所示。

2. 实验结果分析

上述实验结果显示，在未做光照补偿情况下，同一细胞在不同位置的 IOD 差值最大为 108，实验结果如表 3-1 所示。使用 Ali 等在 2008 年提出的方法可以使 IOD 的最大差值减少到 30，方差为 41.01，实验结果如表 3-2 所示。使用本章提出的估计方法 1 可以使 IOD 最大差值减少到 23，方差为 17.20，实验结果如表 3-3 所示；本章提出的估计方法 2 可以使 IOD 最大差值减少到 16，方差为 17.30，实验结果如表 3-4 所示。

接下来我们对比了两种方法在不同估计样本情况下的性能，如图 3-7 所示。可以看到，方法 2 从整体上优于方法 1。两种方法在采集 4～10 幅时就可以达到好的效果。方法 1 在 55 幅图像的时候，补偿效果最好；方法 2 在 25 幅图像的时候，效果最好。在整个过程中，效果出现了一定的波动，这可能局部是否采集到的图像具有较严重的杂质或者较多部位被遮挡。

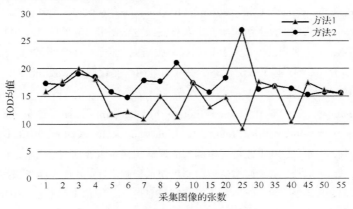

图 3-7　采集不同幅数图像实验结果对比

通过上述陈述可以表明，本章所提供的两种光照补偿方法可以有效改善光照条件，使细胞 IOD 的测量值趋于准确，并且这两种方法的执行结果均优于现在已存在的类似方法。

3.6　本 章 小 结

现在的实际应用中，光照补偿的关键是增强图像的细节，使图像显示更加良好。但在显微镜下应用光照补偿的主要目的是使测量结果更加准确，现在流行的方法大多为增强图像的显示效果而设计，并不考虑测量的准确性问题。本章提出的两种方法，均是针对显微镜下光照不均导致的测量值不准确的问题提出的，目的是使视野内的细胞在镜下的测量值尽可能准确。经过实验证明，本章提出的两种方法可以有效解决在光照不均条件下细胞 IOD 测量值存在偏差的问题，并通过与现有类似方法的对比，证明了本章的两种方法更有效。

本章提出的两种方法使用范围更加广泛，不用像以往光照补偿方法一样在空白背景下进行，因此更具有实用价值。虽然提出的方法进行了优化，但估计方法 2 的实际运行速度较慢且需要在镜头干净时使用。我们将在未来的工作中，会继续优化方法，降低方法的时间复杂度，提高其运行效率。

参 考 文 献

[1]　Yu Z, Bajaj C. A fast and adaptive method for image contrast enhancement// Proceedings of

International Conference on Image Processing: Institute of Electrical and Electronics Engineers Computer Society, 2004: 1001-1004.

[2] Liu H B, Tang Q F, Yang J. Application of improved histogram equalization and retinex algorithm in gray image enhancement. Chinese Journal of Quantum Electronics, 2014, 31(5): 525-532.

[3] 余章明, 张元, 廉飞宇. 数字图像增强中灰度变换方法研究. 电子质量, 2009, (6):18-20.

[4] 廖斌, 刘鸳鸳. 基于多尺度灰度变换的图像增强研究. 量子电子学报, 2015, (5):550-554

[5] 刘燕妮, 张贵仓, 安静. 基于数学形态学的双直方图均衡化图像增强算法. 计算机工程, 2016, (1): 215-219.

[6] Zuo C, Chen Q, Sui X B. Range limited bi-histogram equalization for image contrast enhancement. Optik-International Journal for Light and Electron Optics, 2013, 124(5): 425-431.

[7] 周小军, 郭佳, 周承仙. 基于改进同态滤波的遥感图像去云算法. 无线电工程, 2015, 3:14-18.

[8] 田小平, 程新, 吴成茂. 基于同态滤波的彩色图像增强. 西安邮电大学学报, 2015, 6:51-55.

[9] 党领茹, 朱丹, 佟新鑫, 等. 一种多色彩空间信息融合的图像增强算法. 微电子学与计算机, 2014, 31(12): 84-87.

[10] 程新. 基于同态滤波的图像增强算法研究. 西安邮电大学, 2016.

[11] 李红, 吴炜, 杨晓敏. 基于主特征提取的 Retinex 多谱段图像增强. 物理学报, 2016, (16):61-76.

[12] 姬伟, 吕兴琴, 赵德安. 苹果采摘机器人夜间图像边缘保持的 Retinex 增强算法. 农业工程学报, 2016, 6:189-196.

[13] 邵振峰, 白云, 周熙然. 改进多尺度 Retinex 理论的低照度遥感影像增强方法. 武汉大学学报(信息科学版), 2015, (1):32-39.

[14] Farah D, Shahed K M, Francis M B, et al. Unsupervised abnormality detection using saliency and Retinex based color enhancement// The 38th Annual International Conference of the IEEE Engineering in Medicine and Biology Society (EMBC), 2016.

[15] 于轲. 梯度域图像增强的形状上下文图像匹配算法研究. 吉林: 吉林大学, 2014.

[16] R Fattal, Lischinski D. Gradient domain high dynamic range compression . ACM Transactions on Graphics, 2002, 21(3): 249-256

[17] 席志红, 赵蓝飞, 张驰. 基于变分模型的梯度域色阶映射算法. 通信学报, 2015, (1):5-12.

[18] 陈炳权, 刘宏立. 基于全变分 Retinex 及梯度域的雾天图像增强算法. 通信学报, 2014, (6):139-147.

[19] 阿依古力·吾布力, 贾振红, 覃锡忠. 基于剪切波变换的反锐化掩膜遥感图像增强. 计算机工程与设计, 2015, 4: 987-990.

[20] Wang S, Zheng J, Hu H M. Naturalness preserved enhancement algorithm for non-uniform illumination images. IEEE Transactions on Image Processing, 2013, 22(9): 3538-3548.

第 4 章 细胞图像分割

4.1 引　言

图像分割是分析和理解图像内容的基础，在图像处理和计算机视觉领域中，研究的热点问题之一是图像分割技术。图像分割利用图像中的特征参数信息将图像划分为若干个属性相似的不重叠区域。宫颈细胞核图像分割的实质是从图像中提取有效的细胞核区域，并为后续定量分析和识别细胞核提供必需的基础准备。

图像分割在图像处理领域拥有特殊的地位，为了满足不同的分割要求，研究者们提出了大量的图像分割算法[1]。经典的图像分割方法包括基于阈值的分割方法、基于边缘的分割方法、基于图分割的方法、基于数学模型的分割方法。目前已经有越来越多的研究者将图像分割方法应用于医学图像的分割。在宫颈细胞核分割中，图像分割方法获得了大量的应用。

基于阈值的分割方法利用不同的阈值将图像中的灰度值分成不同的类别，具有实现简单、性能较稳定、计算量小等特点，是图像分割中应用最广泛的方法。以固定阈值分割为基础，一系列阈值分割的新方法被提出[2]。按照阈值的作用范围不同可以将阈值法分为全局阈值法和局部阈值法两大类。全局阈值法中阈值的选取至关重要，是这类方法研究的重点。周迪等综合考虑前景在图像中的比例、类内方差、类间方差等因素，优化了最优阈值的选择公式，并通过缩小灰度的遍历范围来提高算法效率[3]。徐青等改进了原始的三维最大类间方差法，利用直方图投影和分解技术将三维直方图拆分成一维直方图和二维直方图，有效地提高了算法的抗噪性，降低了时间复杂度[4]。全局阈值法只能分割对比度较高的背景和较清晰的图像，不能克服图像光照不均匀、背景有杂质或阴影的影响[5]。局部阈值法能有效缓解这个问题。刘占提出了局部期望阈值分割方法，首先把图像转换成梯度矩阵，然后将矩阵分割成众多子区域并计算其数学期望，最后以该值来对其子区域进行边缘提取。这种方法提高了图像边缘特征的可辨识性，使边缘信息的提取准确性提高[6]。Ranefall等通过椭圆拟合和局部区域的大小来优化局部区域的阈值，提出了适用于椭圆或细长物体的分割方法[7]。阈值的性能受较多参数的影响，而这些参数大多凭经验设置，难以达到理想效果。

基于边缘的分割法中，分水岭分割算法[8]是一种基于数学形态学的分割方法。然而传统的分水岭算法容易造成过分割，为了解决这一问题，一些研究者提出了基于标记点的分水岭算法。Ji 等提出了一种基于距离变换的分水岭算法来分离粘连细胞核，通过增强细胞核边缘后利用 OTSU 阈值粗分割细胞核，利用优化的种子点来进行分水岭操作，最终达到分离粘连细胞核的目的[9]。Geetha 等提出了一种基于标记点控制的分水岭算法，可以精确地计算细胞核的核浆比[10]。另一些研究者则通过改进分水岭算法的实现原理来解决这一问题。Husain 等提出了一种利用径向基函数（radial basis function，RBF）神经网络分割图像中的目标对象。在形成的水域地形中创建图像直方图，RBF 初始参数（如中心和宽度）分别自动设置在直方图的峰值和最小值上[11]。还有一些研究者尝试对分水岭算法的处理结果进行再分割或合并相似区域。Huang 等采用基于分水岭分割和区域合并提取肝脏区域图像，将分水岭分割后的结果作为区域合并的标记图像，然后基于相似性的标准对图像的标记区域进行合并[12]。

另一种流行的细胞核分割方法是基于图形或 Voronoi 图的方法。Yousef 等首次使用基于欧几里得距离图的高斯-拉普拉斯算法来检测核心种子点，然后使用基于 α 扩展和图着色的图分割方法来最终实现组织病理图像的分割[13]。但是它可能需要用户交互来进行错误初始分割的合并和分离。Bernardis 等提出了一种由基于相似性的短程吸引力和基于差异性的长程排斥力两组信号组成的图分割方法来分割显微镜荧光图像[14]。Kong 等提出了一种基于凹点的相连细胞分割方法，利用基于明显的凹区域检测来反复分割细胞[15]，但是其过分依赖精确的凹区检测并不适用于重叠部分较大的细胞。Wu 等利用寻找连通图的最短路径的方法来分割连接的纤维母细胞[16]，但是当处理大规模图像时会耗费大量的时间。

还有一些研究者提出了利用数学基础模型分割细胞核的方法。Song 等提出了一种基于多尺度卷积网络和图划分的宫颈细胞核质精确分离方法。实验结果表明，该细胞分割的方法效果客观，并优于现有的方法[17]。Nandy 等为了解决在三维显微组织图像中的细胞核分割问题，提出了一种稳定的细胞核分割方法。该方法首先选择最潜在的种子，然后找到几何空间的全局最优平面。最后利用图分割方法将细胞核同剩余空间分开。对比分析了三个评价标准，可以体现出其相当高的优越性[18]。Sirinukunwattana 等提出了一个空间约束的卷积神经网络来执行细胞核检测，评估结果表明，该方法可以在病理检验中定量地分析整幅图像的组织成分，有利于癌症的诊断[19]。Song 等提出了自动描述细胞核的形态的分割方法，实验结果表明，该方法具有较好的识别性能，很好地拟合了细胞核的原始形态[20]。Song 利用了多尺度卷积神经网络来学习细胞的形状特征，动态地监测细胞的变化，并利用这些多层次特征来分割重叠的细胞[21]。Lu 等提出了一种基于多水平集函数联合优化的分割方法，针对每个细胞团中的细胞有一个函数且有两个约束条件，该方法可以成功地分割 10 个以内的重叠细胞[22]。Guan 等提出了基于稀疏轮廓点模型的细胞核分割方法。将细胞核轮廓用稀疏的轮廓点来表示，并将其分为弱轮廓点和强轮廓点，然后利用动态稀疏轮廓搜索算法，根据强轮廓点来查找弱轮廓点，从而达到分割重叠细胞的目的[23]。胡振朋提出了基于光吸收模型的细胞分割方法，首先将细胞区域分成若干个同质的区域块，并重构细胞重叠矩阵，然后利用优化的细胞非重叠区域和细胞重叠矩阵，获得图像分割结果[24]。廖苗等提出基于支持向量机和椭圆拟合的细胞首先利用 SVM(support vector machine) 识别单个细胞和重叠细胞，然后利用瓶颈检测方法搜索重叠细胞的分离点对，并分割细胞，最后利用优化的椭圆拟合法修正分割后的边缘[25]。何小臻提出了基于质量检测的细胞核分割方法。利用基于 BP(back propagation) 神经网络的质量检测模块评估分割结果，然后将未达标的结果重新分割，并废弃非细胞核的中间结果，直到所有分割结果均达到标准。该方法使其分割结果趋于精确[26]。

　　重叠细胞的分割方法虽然取得了较好的分割效果，但并未考虑分割后对 DNA 含量测量和特征值提取的影响。表现在细胞重叠部分像素的灰度值与重叠之前存在很大差异。这将导致细胞的纹理、灰度以及最重要的光密度等特征出现偏差，降低细胞 DNA 测量精度和诊断的准确率。恢复异常灰度值的任务叫做图像修复。该技术可分为两类：基于几何图像模型的图像修补适用于图像中的小尺度缺损，基于纹理合成的图像修补适用于大尺度的缺失[27]。对这一问题的研究已经开展多年。李旭峰等提出了特征优先块匹配图像修复算法，通过修改置信项保证优先级公式的作用，优化了 Criminisi 算法，使修复结果更符合视觉感受[28]。屠昕等提出了一种基于分水岭分割的快速图像修复算法，通过分水岭算法筛选匹配快，再利用分类修复方法改善图像修复质量[29]。侯宇等提出了一种帧间差错隐藏联合的图像修复算法，既发挥了图像修复对纹理丰富区域的处理优势，也克服了图像修补对运动区域的隐藏效果不佳的缺陷[30]。李率杰等提出了一种新的基于 Navier-Stokes 方程的图像修复方法。该方法首先填充待修复区域的信息，然后去除该区域外图像的噪声，并保存其边缘信息，最后得到一个完整清晰的图像[31]。何仕文等提出了一种基于偏微分方程模型和改进 Criminisi 算法的数字图像修复算法。首先利用图像分解模型获得缺损图像的结构部分和纹理部分，然后用 Isophote-TV-H^{-1} 模型和改进的 Criminisi 算法分别修复缺损图像的纹理部分和结构部分，最后叠加修复后的结构部分和纹理部分并获得最终的修复结果[32]。Kumar 等基于模拟退火算法提出了一种基于范本的图像修复方法，能有效保持待修复图像的视觉一致性[33]。Sulam 等提出利用在线稀疏字典学习算法从各种人脸数据中训练一个自适应的模型，然后从全局的角度将图像修复看作一个逆问题来求解，取得了较好的效果[34]。Kawai 等提出了一种新的削弱现实方法，比传统方法约束条件少，并通过搜索区域寻找相似纹理作为模板来修复图像[35]。Pathak 等提出了基于卷积神经网络的图像修复算法。结合 Encoder-Decoder 网络结构和 GAN(generative adversarial networks)，Encoder-Decoder 用来学习图像特征和生成图像待修补区域对应的预测图，GAN 部分用于判断预测图来自训练集和预测集的可能性。该方法修复效果较好，优于现有的模型[36]。

　　宫颈细胞的分割和识别存在三个难题。其一，由于制片技术和显微镜图像环境等客观问题，采集到的细胞图像不可避免地存在一些光照不均、背景阴影、染色深浅不一致、碎片、黑斑、丝状絮状垃圾和一些聚集成团的腺细胞核等杂质。其二，由于制片中不可避免地存在操作不当或技术不先进等问题，使得细胞图像中存在大量的重叠细胞。其三，重叠细胞分割后客观存在的灰度值异常、形状异常等情况。这些问题严重影响宫颈细胞的测量和识别效果，严重降低了自动阅片系统的准确率。

　　而现有的细胞分割方法只针对普通的情况，没有考虑到这些复杂场景。所以实际应用环境中的复杂条件，严重影响了现有方法的性能。而对于重叠细胞的分割方法较少，针对本章的应用环境性能较差。自动阅片技术的实质是测量细胞核中的DNA含量，而现有的重叠细胞分割方法没有考虑重叠细胞核分离后的灰度值异常问题，这将严重影响细胞核 DNA 含量的测量，降低系统的识别率。而且现有的图像修复方法均需要大量数据训练模型。由于分割后细胞的正常部分像素较少，可用于模型训练的数据不足以训练出可靠的重构模型，所以这些方法并不适用于修复细胞重叠区域。国内外众多专家学者一直在努力研究解决这些问题。本章试图解决这些问题，推动自动阅片技术的发展。

4.2　相关技术概述

4.2.1　DNA 倍体分析技术原理

　　DNA 倍体分析技术利用计算机软件辅助阅片，该技术只需简单培训即可使用，极大地提高了病理医生的工作效率。软件自动检测出疑似的癌细胞，而医生也可以修改诊断结果，具有一定的准确性和客观性。DNA 倍体分析技术可以避免不必要的细胞学检查、组织学检查或临床干预，是一种国际标准化的筛查方法。DNA 倍体分析适用于医疗资源相对贫乏且人们生活水平较低的地区。适应我国部分地区的基本情况，所以对宫颈癌的防治工作有很大帮助。

　　1.　正常人体细胞周期和 DNA 含量变化

　　健康人正常细胞中有 46 条染色体，是二倍体细胞，生物学中常用 2C 来表示二倍体细胞的 DNA 含量。细胞周期是指细胞从一次分裂完成时开始到下一次分裂结束所经历的全过程，分为间期与分裂期两个阶段。在细胞周期的不同阶段，细胞中的 DNA 含量呈现周期性变化。如图 4-1 所示，间期分为静止期 G0、DNA 合成前期 G1、DNA 合成期 S、DNA 合成后期 G2，分裂期用 M 表示。在 G0/G1 期，细胞合成 RNA 和蛋白质，DNA 含量不变；进入 S 期后，细胞开始合成 DNA，这时 DNA

含量开始上升；当 DNA 完成复制成为四倍体时，细胞进入 G2 期，G2 期细胞只合成 RNA 和蛋白质，直到进入 M 期 DNA 含量都不会发生变化。

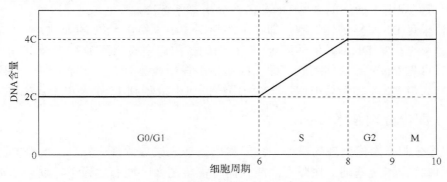

图 4-1　细胞周期中 DNA 含量变化

2. 宫颈病变细胞中 DNA 含量变化

正常人类宫颈细胞 DNA 含量符合细胞周期的规律，但是由于致癌因子的长时间干扰，正常的宫颈细胞会发生病变甚至癌变。而且在这个过程中，核酸物质会异常合成，导致细胞核内的染色体片段增加或丢失。而且细胞核内的 DNA 含量发生巨大的变化，导致细胞核内基因重组。染色体丢失或增加以及碱基对的变化都会产生非整倍体的肿瘤细胞株。肿瘤细胞在生长和增殖时，细胞核内 DNA 含量就会显著增加，其中 $DI \geqslant 2.5$（DNA index，DI）的肿瘤细胞即为 $\geqslant 5C$ 细胞，DI 的计算公式为

$$DI = \frac{IOD}{Standard} \tag{4-1}$$

由于淋巴细胞的 DNA 含量相对稳定，故利用标本中淋巴细胞的 IOD 均值作为 Standard 值。IOD 值的计算公式为

$$IOD = \sum_{x,y} OD_{x,y} \Omega_{x,y} \tag{4-2}$$

其中，$\Omega_{x,y} = \begin{cases} 1, & (x,y) \text{为细胞核内的像素} \\ 0, & (x,y) \text{为细胞核外的像素} \end{cases}$，$OD_{x,y}$ 为对应像素点 (x, y) 的光密度值。综上所述，我们可以通过检测细胞核内 DNA 的含量，即计算细胞核的 DI 来判断细胞是否发生癌变。

3. DNA 倍体分析的诊断原理

在自动阅片系统中，宫颈的脱落细胞涂片利用 Feulgen 染色。由于 Feulgen 染色原理，只针对 DNA 进行特异性染色，所以采集到的细胞图像中只含有细胞核的 DNA

信息。利用朗伯比尔定律可知，该细胞核图像的积分光密度就是该细胞核的 DNA 含量。由上文可知当细胞核的 DI≥2.5 即≥5C 细胞时，该细胞就是癌变的细胞。根据这一特性规定了如下的细胞 DNA 倍体分析判断标准。

(1) 未见 DNA 异倍体细胞，即在细胞核图像中未检出≥5C 的细胞。

(2) 可见少量 DNA 异倍体细胞，即在细胞核图像中检测到 1～2 个≥5C 的细胞。

(3) 可见 DNA 异倍体细胞，即在细胞核图像中检测到 3～15 个≥5C 的细胞。

(4) 大量 DNA 异倍体细胞，即在细胞核图像中检测到 15 个及以上≥5C 的细胞。

4.2.2　图像分割技术

图像分割是图像处理的第一步，即将感兴趣区域与背景分开。图像分割的实质是以图像特征作为基础，按照不同或相同特征将图像区域的边缘进行划分。在计算机辅助阅片的 DNA 倍体检测技术中，图像分割占据着重要地位。本节研究了一些经典的算法，并对其进行改进来实现重叠宫颈细胞核的分割。

1. 阈值法分割原理

阈值分割就是通过自动或者手动的方式选择一个阈值将图像分成黑白两个部分，同时使最后得到的图像依然可以显示出灰度图的局部和整体特征。阈值，就是临界值，目的是将图像分为目标区域和背景区域两部分，然后对目标区域做一些处理，背景区域基本不变。阈值分割按照阈值的作用范围可分成局部阈值分割法和全局阈值分割法。全局阈值分割法的表达式为[13]

$$g(x,y) = \begin{cases} 1, & f(x,y) \geqslant T \\ 0, & f(x,y) < T \end{cases} \tag{4-3}$$

其中，T 表示阈值，$f(x,y)$ 表示输入图像的像素值，$g(x,y)$ 表示输出图像的像素值。目的就是计算一个阈值 T，并利用 T 值将输入图像分为目标和背景两部分。

Niblack[37]提出的局部阈值法，利用背景和对象的灰度值均值和标准差的差异，提出了如下的阈值计算公式：

$$T(x,y) = M(x,y) + k \times D(x,y) \tag{4-4}$$

其中，(x,y) 是在窗 $w \times w$ 内的一点，$T(x,y)$ 是窗内的阈值，$M(x,y)$ 和 $D(x,y)$ 分别是窗内的灰度值的均值和标准差，k 是一个固定的偏差。由于该方法更注重图像的细节，导致分割出来的二值图中含有过多的噪声。Sauvola[38]对其方法进行了优化。

在 Sauvola 算法中，利用 $w \times w$ 窗口内的局部均值和标准差来计算阈值 $T(x,y)$：

$$T(x,y) = M(x,y) \left[1 + k \left(\frac{D(x,y)}{R} - 1 \right) \right] \tag{4-5}$$

其中，$M(x,y)$ 是像素邻域的均值，$D(x,y)$ 是其标准差，k 是一个固定偏差常量，R 代表标准差的一个动态范围。当图像中含有高对比度的区域时，$D(x,y)$ 将近似等于 R。而 $T(x,y)$ 将近似等于 $M(x,y)$，这和 Niblack 算法相同。但是，当局部邻域的具有非常小的对比度时，Sauvola 算法与 Niblack 算法将相差很大。此时，$T(x,y)$ 要小于 $M(x,y)$，背景中较暗的区域将被消除，所以该算法分割光照不均图像时，效果很好。然而，计算局部均值和标准差将花费大量的时间，而且算法对参数的变化比较敏感，必须有人工干预才能得到更好的分割结果。

2.　分水岭算法原理

Vincent 提出了分水岭算法比较经典的计算方法[8]。该方法是一种基于拓扑理论中数学形态学的方法，其实质是把测地学中的拓扑地貌类比成图像，图像中每一个像素点的灰度值就是该点的海拔高度，局部极小值和其周围区域被称为集水盆地，在每个集水盆地的边界则形成分水岭。如图 4-2 所示，模拟浸入的过程可以用来说明分水岭的形成。在每个集水盆地的表面，打开一个小孔，再把整个模型缓缓浸入水中，在这个浸入的过程中，每个集水盆地的影响区域会扩展，扩展到两个集水盆的汇合处时，构筑如图中红线所示的大坝，至此分水岭成功构建。

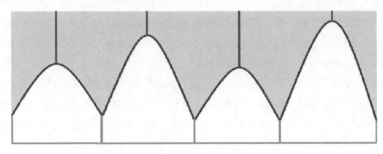

图 4-2　分水岭原理示意图（见彩图）

　　然而这种分水岭算法容易导致图像的过分割。过分割现象的主要原因是图像中含有很多局部极小值区域，而有很多极小值区域是没有意义的。这些极小值区域形成的集水盆地，导致了分割后的图像有很多无意义的区域或将同一个区域分割为多个区域。所以必须合并分割结果中的相似区域。为了解决分水岭算法的过分割问题，众多研究者提出了很多解决办法，其中以标记法为主，就是将注水的极小值区域换成自定义的标记区域，这样就可以有效避免过分割现象。

3.　基于曲率重叠细胞核分割方法

　　重叠细胞核在重叠位置的附近会形成很大的凹陷，可以将之称为凹区，而凹陷最深处的点就是细胞重叠核的凹点。凹点检测是分割重叠细胞核的关键。重叠细胞核的凹区会使重叠细胞核的轮廓曲线向细胞核内部凹陷。根据闭合曲线的曲率性质[39]，闭

合曲线中向内弯曲部分的曲率为负，而且弯曲程度越大，曲率的绝对值就越大。轮廓上点的曲率计算公式为

$$\kappa = \frac{x_p y_{pp} - x_{pp} y_p}{(x_p^2 + y_p^2)^{\frac{3}{2}}} \qquad (4\text{-}6)$$

其中，x_p、x_{pp} 分别代表曲线在 x 轴分量上的一阶导数和二阶导数，y_p、y_{pp} 分别代表曲线在 y 轴分量上的一阶导数和二阶导数。综上所述，曲率为负值的区域对应重叠细胞核轮廓的凹区，而曲率的负极值点可能就是重叠细胞的凹点。但是因为重叠细胞核轮廓本身可能也存在凹陷，所以可以通过设定一个阈值来判别重叠细胞核的凹点。但是不同的细胞核将有不同的表现，所以这个阈值很难确定，或者不能确定一个通用的阈值。而由于不确定的凹点，将导致重叠细胞核在分割时存在较大的失误。

4.2.3　GMM 模型

高斯密度函数估计是一种参数化模型。高斯模型可以分为单高斯模型 (single Gaussian model，SGM) 和高斯混合模型 (Gaussian mixture models，GMM) 两类。GMM 是单高斯概率密度函数的扩展，任何形状的密度分布都可以用 GMM 来近似。相当于聚类，利用高斯概率密度函数 (probability density function，PDF) 的不同参数，每个高斯模型可以看作一种类别，如果输入样本，就可以通过 PDF 计算其值，再利用阈值来判断该样本是否属于高斯模型。SGM 适合划分仅有两个类别的问题，而 GMM 则含有多个模型，更适合划分多个类别的问题，广泛地应用在复杂问题的建模。GMM 利用多个单高斯模型的加权和来形成概率分布，并对样本分布建模[40]。其概率密度公式为

$$P(x) = \sum_{k=1}^{m} \pi_k N(x, \mu_k, C) \qquad (4\text{-}7)$$

其中，m 代表混合度，根据实验结果来确定，π_k 代表第 k 个单高斯模型的权重，$N(x, \mu_k, C)$ 为第 k 个单高斯模型的概率密度，$\sum_{k=1}^{m} \pi_k = 1$。理论上，当 m 足够大时，GMM 可以逼近任何一种概率分布，对分布形式未知的数据有很强的建模能力。单高斯模型的概率密度公式为

$$N(x, \mu_k, C) = \frac{\exp\left[-\frac{1}{2}(x - \mu_k)^{\mathrm{T}} C^{-1} (x - \mu_k)\right]}{\sqrt{(2\pi)|C|}} \qquad (4\text{-}8)$$

其中，μ_k 为数学期望，C 为协方差矩阵。

4.2.4　图像修复方法

数字图像修复技术是指利用软件或计算机编程来自动修复图像中的破损区域的图像处理技术。其本质是根据图像中的不完整的信息恢复出完整图像信息的过程，并且修复之后不能留有明显的痕迹。

1. 经典 Criminisi 图像修复算法

2004 年 Criminisi 等提出了 Criminisi 图像修复算法[41]，该算法已经成为了纹理合成图像修复技术的代表。其实质是在全局范围内搜索图像的完好区域，然后确定最佳匹配块，并将该匹配块填充到待修复区域，最后实现修复图像的目的。此算法的步骤包括优先权的计算、搜索最佳模板、填充和更新置信度。

Criminisi 算法优先权由 $C(p)$ 和 $D(p)$ 所决定，即

$$\text{priority}(p) = C(p) \times D(p) \tag{4-9}$$

$$C(p) = \frac{\sum_{i \in \varphi_p \cap \phi} C(i)}{|\varphi_p|} \tag{4-10}$$

$$D(p) = \frac{|\nabla I_p^{\perp} \cdot n_p|}{\alpha} \tag{4-11}$$

其中，$D(p)$ 代表数据项，是边界在 P 处的梯度法向量 n_p 与完好区域的边缘梯度向量的乘积。$C(p)$ 代表置信度，是在以 P 为中心的待修补块 φ_p 中原图的像素所占的比重。α 代表归一化算子，在灰度图中 $\alpha=255$。首先确定 priority(p) 值最大的待修补块，然后在完好区域内搜索并确定最佳匹配的模板，再填充到待修复区域。其匹配原则为

$$\hat{\varphi}_q = \arg\min_{\varphi_q \in \phi} d(\hat{\varphi}_p, \varphi_q) \tag{4-12}$$

利用搜索最佳匹配块，将待修补块加入完好区域中中，然后更新置信度，作为下次修复的依据。不断重复上述步骤，直至完全填充待修复区域。

2. FMM 图像修复算法

FMM（fast matching method）算法[42]适合修复图像中的小尺度缺损。其主要思想是首先修复待修复区域边缘上的像素点，然后再层层向内推进，直到修复完所有的像素点。

Ω 是待修复区域，δ_{Ω} 代表 Ω 的边界。用计算出的灰度值代替原来的灰度值来修复 Ω 中的像素点。假设 p 点是待修复像素点。以 p 为中心确定邻域 $B_{\varepsilon}(p)$，$B_{\varepsilon}(p)$ 中的像素点灰度值已知。q 是 $B_{\varepsilon}(p)$ 中的一点，则 p 灰度值的计算公式为

$$I(p) = \frac{\sum_{q \in \beta_\varepsilon(p)} w(p,q)\left[I(q) + \Delta I(q)(p-q)\right]}{\sum_{q \in \beta_\varepsilon(p)} w(p,q)} \tag{4-13}$$

其中，$\Delta I(q)$ 代表 q 点的亮度梯度值，$w(p,q)$ 代表权值函数，用来限定 $B_\varepsilon(p)$ 中每个像素点的贡献。$w(p,q) = \mathrm{dir}(p,q) \times \mathrm{dst}(p,q) \times \mathrm{lev}(p,q)$，$\mathrm{dir}(p,q)$ 是方向因子，确保越靠近法线方向的像素点对 p 点的贡献最大。$\mathrm{dst}(p,q)$ 是几何距离因子，确保离 p 点越近的像素点对 p 点贡献越大。$\mathrm{lev}(p,q)$ 是水平距离因子，确保离 p 点的待修复区域轮廓线越近的已知像素点对 p 点的贡献越大。

4.3　复杂背景下的宫颈细胞核分割方法

目前的细胞分割方法大多针对某一类情况，难以适应倍体分析这样复杂的应用环境。如图 4-3 所示，首先，复杂的背景条件，即光照不均、背景阴影、染色深浅不一致等问题。其次，脱落宫颈细胞采集不可避免地存在微生物、细胞碎片、血液、污染物等杂质，使标本中存在大量的碎片、黑斑、丝状絮状垃圾和一些聚集成团的腺细胞核等垃圾杂质。这些问题对细胞核分割方法提出了新的挑战。为此，本节结合局部阈值法和分水岭算法，提出了基于复杂背景下的宫颈细胞核分割方法。首先利用参数自适应的局部阈值法来解决细胞核图像上的光照不均、背景阴影、杂质和染色深浅不一致等问题。再利用基于面积限制的重复腐蚀法腐蚀二值图像获得细胞核的位置分布图像从而得到分水岭算法的标记图像。最后以细胞的核心图作为分水岭算法的输入来分割整幅图像。

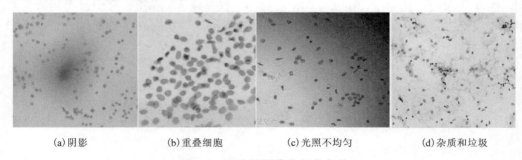

　　(a)阴影　　　　　　(b)重叠细胞　　　　　(c)光照不均匀　　　　　(d)杂质和垃圾

图 4-3　细胞核图像的复杂条件

4.3.1　基于参数自适应的局部阈值法

局部阈值法将图像分割成大小为 $w \times w$ 的若干个小块。每个小块内的阈值，由灰度值的均值与标准差确定。该方法可以有效消除大块阴影、光照不均匀、杂质等对阈值的影响，从而得到正确的细胞核。但是窗的宽度 w 对算法的效果有很大的影响。

如果 w 太小容易造成细胞核过分割，w 太大又不能排除复杂背景情况对阈值的影响。实际图像的情况都相差很大，故自适应地调节 w 的大小并找到一个合适的 w 值至关重要。

经大量实验发现，窗的大小 w 与分割后轮廓的数量存在函数关系。当 w 取较小值，细胞核内部会出现孔洞或零散的点，这时轮廓的数量相对较多。随着 w 的增大，孔洞和散点变少，轮廓的数量会逐步减少，直到减小到一个相对稳定值，此值就是最佳的 w 值。而当 w 继续增大到一定值时，背景中的一些杂质和阴影就会出现，轮廓数目又开始增加。这种变化趋势符合三次函数曲线，故本节用此函数关系来确定最佳的 w 值。

由于真实的数据有较多的噪声点，曲线并不平滑，所以本节利用最小二乘法拟合真实的数据点。其任务为求一个函数 $y=f(x)$，使得所有的真实数据点在最小二乘准则下到曲线 $f(x)$ 的距离平方和最小：

$$f(x) = ax^3 + bx^2 + cx + d \tag{4-14}$$

拟合的目的是要解如下优化问题：

$$\min_{a,b,c,d} \sum_{i=1}^{N} (f(x_i) - y_i)^2 \tag{4-15}$$

由曲线的变化趋势可知最佳的 w 值是曲线的极小值。根据得到的函数表达式，可以求出该曲线的极小值，即最佳的 w 值。根据 w 值可以得到一个较为准确的细胞核位置图。

4.3.2　分水岭算法的优化

分水岭算法是分割图像的有效方法，但是该方法会有过分割或欠分割现象，目前最有效的解决方法是标记被分割目标[43]。由于显微镜下图像的复杂情况，常用的标记方法容易将杂质和阴影标记为细胞核，而影响算法的分割效果。本节提出一种参数自适应的标记点查找方法，用以辅助分水岭算法分割图像。该方法首先利用参数自适应的局部阈值法获得细胞核的大致位置并排除杂质的影响。然后利用重叠轮廓分割法分割重叠程度较强的细胞。最后利用基于面积限制的重复腐蚀法来获得细胞核的位置分布图，从而得到分水岭算法的标记图像。

1. 重叠轮廓分割法

局部阈值分割可以很好地避免复杂背景的影响，但是对于细胞聚集较密集的图像的处理效果不是很明显。而一些病变细胞就恰好容易出现到成团细胞中，所以分割成团细胞可以提高癌细胞的检出率。本节主要分割重叠程度较高的细胞。首先利用凹点检测算法检测到每一个轮廓的凹点，然后利用欧氏距离公式计算距离最小的两个凹点，实验发现这两个点的连线可以将轮廓分成两个部分，并且不会错将单细胞分割。用此方法可以有效分割重叠程度较高的细胞。

$$d = \sqrt{(x_1 - x_2)^2 + (y_1 - y_2)^2} \qquad (4\text{-}16)$$

2. 基于面积限制的重复腐蚀法

利用参数自适应的局部阈值来分割的图像可以有效地避免图像复杂背景的干扰。但是获得的二值图中依然含有较多的重叠细胞，将会增加精细分割的难度。故本节通过重复腐蚀法分离重叠程度较低的细胞，再以该标记图作为输入，采用分水岭算法成功分割出重叠较少的细胞和零散细胞。

重复腐蚀操作：首先提取轮廓，并计算每个轮廓的面积。如果面积大于定值 A，就腐蚀该轮廓，否则就保持不变。重复该过程直到每个轮廓的面积都小于 A。最后将面积小于 B 的轮廓删掉，获得分水岭算法的标记图。定值 A 为图像中最小细胞核的面积，B 要大于一些细小杂质的面积并远小于 A 值。该方法可以有效保留较小的细胞核，并更好地分割重叠细胞，从而减小分水岭的过分割或欠分割现象。

4.3.3　粗分割算法

在粗分割算法中，img 代表一幅带有多种复杂背景条件的图像。w 表示局部阈值法的窗口大小，ε 是一个定值。I 表示重复使用局部阈值分割的次数。$C[i]$ 和 $WI[i]$ 代表第 i 次分割 img 时的轮廓数量和 w 值。x 是 w 的最优值。binaryImg 表示局部阈值分割后的结果。$O[n]$ 表示从 binaryImg 中提取的轮廓集合。定值 A 为图像中最小细胞核的面积，B 要大于一些细小杂质的面积并远小于 A 值。markImg 是被合成的分水岭算法的标记图。roughImg 是粗分割的结果。

粗分割算法过程首先使用局部阈值法分割 img，每次将 w 与 ε 相加，并记录 $C[i]$ 和 $WI[i]$，重复此过程 I 次。然后利用记录好的数据求解式(4-16)的最优解，即得到式(4-15)的参数。再利用式(4-15)计算最优的 w 值，用 x 代表。在 $w=x$ 时，利用局部阈值方法分割 img，并提取轮廓 $O[n]$。计算轮廓的面积，判断其大小，如果轮廓面积大于 A 就腐蚀该轮廓，若小于 A 值则保持不变，此过程直到所有轮廓的面积不大于 A 为止。再删除面积大于 B 的轮廓，最后，将得到的 markImg 作为分水岭算法的输入分割 img，获得细胞核图像分割结果 roughImg。

算法 1：粗分割算法

输入：img、w、ε、I、A、B

输出：roughImg

1　**For** $i \leftarrow 0$ **to** I

2　　利用式(4-3)分割图像

3   $w \leftarrow w + \varepsilon$

4   记录 $C[i]$ 和 $WI[i]$

5 **Endfor**

6 式 (4-14) ← 用 $C[i]$ 和 $WI[i]$ 计算式 (4-15) 的最优解

7 x ← 利用式 (4-14) 计算最佳窗口大小

8 binaryImg ← 以 x 为窗口大小分割 img

9 $O[n]$ ← 提取 binaryImg 的轮廓

10 **Repeat**

11   num ← 0

12   **For** $i \leftarrow 0$ **to** n

13   **If** $O[i]$ 的面积 > A

14   **Then** 腐蚀轮廓 $O[i]$；num++

15   **Endif**

16   **Endfor**

17 **Until** num ← 0

18 markImg ← 在 binaryImg 中删除面积小于 B 的轮廓

19 roughImg ← 利用 markImg 做分水岭算法的输入分割 img

4.3.4　实验与分析

本实验部分包含两个部分分别对算法 1 进行定性和定量的分析。本节通过利用不同分割算法分割图像来验证参数自适应方法对局部阈值法分割效果的影响，并验证算法 1 比传统的分水岭算法分割效果更好。本节通过计算算法的分割准确率来定量地分析本节算法的结果。

1.　算法 1 的评价

本节的实验数据是如图 4-5(a) 中所示的四幅图像和如图 4-6(a) 中所示的成团细胞。试验中，首先对比 OTSU 算法和局部阈值法的分割结果，证明局部阈值法可以在一定程度上避免复杂背景条件对分割结果的影响。然后对比不同 w 值时局部阈值的分割结果，验证参数自适应对局部阈值法的重要性。最后对比算法 1 和传统分水岭算法的分割结果，验证算法 1 在粗分割时的优势。

本实验首先分别利用 OTSU 算法、分水岭算法、算法 1 来分割图像，并保存结果。其中算法 1 的参数设置：img 是图 4-5(a) 中的图像，$w=20$，$\varepsilon=2$，$I=200$，$A=100$，$B=5$。然后统计实验产生的数据，其中包括如图 4-4 所示的参数自适应时的曲线拟合过程，如图 4-5 所示的图像在不同 w 值时被分割的结果，如图 4-6 所示的标记图像合成过程，如图 4-7 所示的不同算法分割结果。最后分析实验结果。

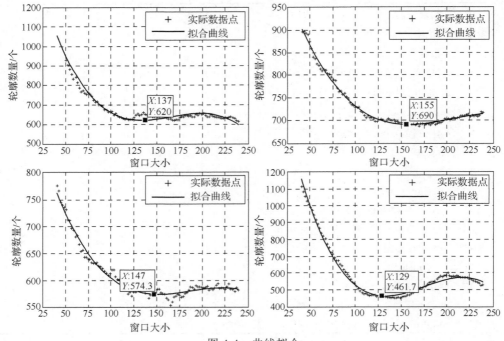

图 4-4　曲线拟合

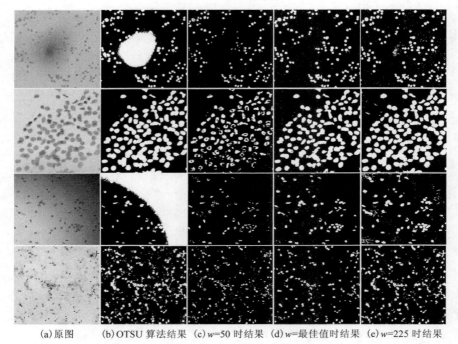

(a)原图　　(b)OTSU 算法结果　(c)w=50 时结果　(d)w=最佳值时结果　(e)w=225 时结果

图 4-5　阈值分割对比

如图 4-4 所示的曲线拟合图中，每个子图分别展示了图 4-5(a)中每个图像的窗的大小 w 和轮廓数量的关系。图中散点代表用不同 w 值分割图像时图像中的轮廓数量。图中曲线是利用最小二乘法拟合散点得到的，代表了窗的大小 w 和轮廓数量的函数关系。结合图 4-4 和图 4-5 可以看出，当 $w=50$ 时，细胞内部出现了孔洞和离散的点，此时轮廓数量较多。而随着 w 值的增大轮廓数量逐渐减少，直到在 $w=x$ 时分割的结果最好，此时 x 恰好是 $f(x)$ 的极小值。当 w 值继续增大到 225 时，图像中的杂质和阴影出现，导致轮廓数量再次上升。结合图 4-5 可以看出 OTSU 算法不能避免复杂背景条件对细胞分割的影响，而局部阈值法要在最佳 w 值时分割结果最好。从图 4-4 中可以看出不同图像的最佳阈值点相差较多。若不使用参数自适应则不能得到准确的分割图。综合图 4-4 和图 4-5 的结果，表明参数自适应的局部阈值法可以避免复杂背景对图像分割的影响，准确找到细胞核的位置。

如图 4-6 展示了标记点的合成算法。如图 4-6(b)所示，被局部阈值分割的图像中仍然存在大量的重叠细胞核。第一次腐蚀后重叠细胞明显减少，图像中仍然含有较大的细胞核。第二次腐蚀后重叠细胞继续减少，部分细胞核大小不变，大部分细胞核面积减小。第三次腐蚀后，重叠细胞消失，图像中细胞核面积均小于 A，此时算法结束。从图中可以看出该方法可以有效地分离成团细胞核，并没有丢失细胞核，合成的标记点距离较远，可以为分水岭算法提供较好的标记图像。

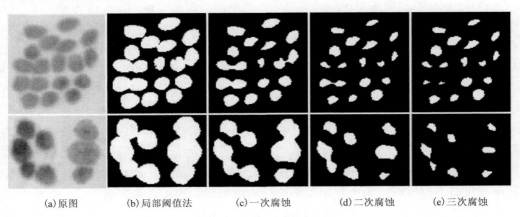

(a)原图　　　(b)局部阈值法　　　(c)一次腐蚀　　　(d)二次腐蚀　　　(e)三次腐蚀

图 4-6　标记图像检测

图 4-7(b)是传统分水岭的效果图，由于在传统分水岭算法中，一个细胞核内可能有两个或更多的标记点，所以图中有很多过分割的地方。而本节在合成标记点时充分考虑了各种情况的影响，并采用基于面积限制的重复腐蚀法，可以从重叠细胞中分割出单细胞，得到大部分细胞核，所以经过优化的分水岭算法分割图像时效果较好且过分割的部分较少。实验结果表明，该方法可以分割细胞核，包括单个核和

稍微重叠的原子核。与此相反，传统的分水岭算法由于不准确的标记图像而导致了过度分割。

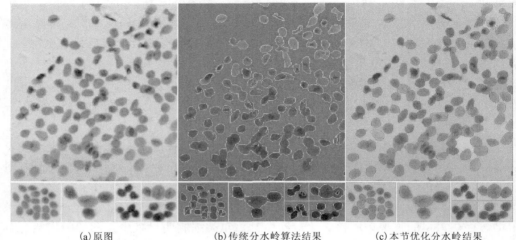

(a)原图　　　　　(b)传统分水岭算法结果　　　　　(c)本节优化分水岭结果

图 4-7　分割结果示例

2. 算法效果评价与分析

（1）实验数据。实际采集到的图像中不会同时出现本节算法中考虑到的所有复杂情况，对处理结果难以统计，所以本节合成存在多种复杂情况和细胞核重叠情况的图像用于方法评价。首先选取多种复杂情况的图像 1000 幅，然后随机组合成图像 100 幅，并确保每幅图像中均存在光照不均匀、背景有阴影、杂质和成团细胞等多种情况。

（2）实验过程。首先利用参数自适应的局部阈值法来阈值化图像，然后利用标记点选取算法将得到的结果图腐蚀成分水岭算法的标记图像，最后利用分水岭算法分割 100 幅图像，保存实验过程图和结果图。为了对实验结果做定量的分析，从中选取两幅图像将图中内容标记为单个细胞核、重叠细胞核、杂质等三类。然后分别利用本节算法、局部阈值法、全局阈值法来分割图像。最后统计分割结果，并计算分割准确度。分割准确度为分割出单细胞核的准确度，所以计算公式为

$$\text{Accuracy} = (\text{TP} + \text{FP})/N \tag{4-17}$$

其中，TP 代表实际是单细胞并被分割成单细胞的数量，FP 代表实际是重叠细胞但是被分割成单细胞的数量，N 代表图像中实际内容的数量。

（3）实验结果与分析。图 4-8 为算法定性分析效果图。如图 4-8(a)所示出现了细胞核多种重叠形式和复杂的背景情况。从图 4-8(b)可以看出，本节算法成功地将复杂的背景情况排除。图 4-8(c)可以看出本节的标记点选取算法成功分割重叠程度低

的细胞，并保留了大部分细胞的核心。而图 4-8(d)展示了分水岭后的效果，本算法
有效地分割了重叠程度不高的细胞。

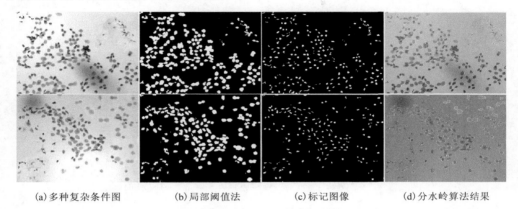

(a)多种复杂条件图　　　(b)局部阈值法　　　(c)标记图像　　　(d)分水岭算法结果

图 4-8　算法分割效果定性分析

如图 4-9 所示，本节用不同颜色的标记点标记了不同算法分割后的不同情况，
表中所示数据为本次实验的统计结果。利用这些数据，通过式(4-17)计算可得分割
准确度。如图 4-10 所示结果，展示了利用三种不同算法分割图像得到的分割准确度，
其中本节算法的分割准确度远大于另外两种算法。实验表明本节算法优于一些经典
的算法，并可以一定程度上地分割重叠细胞，为细胞识别提供支持。

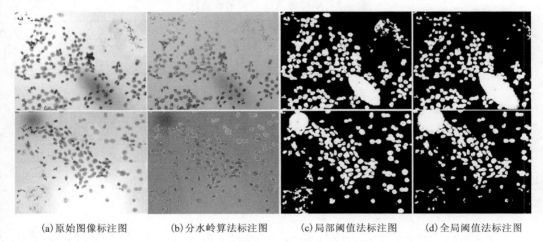

(a)原始图像标注图　　　(b)分水岭算法标注图　　　(c)局部阈值法标注图　　　(d)全局阈值法标注图

图 4-9　算法分割效果定量分析图(见彩图)

如表 4-1～表 4-3 所示为三种算法分割后数据统计。其中，T、F 分别代表图
像中标记的单细胞、重叠细胞；P、N 分别代表图像被分割后得到的单细胞、重
叠细胞。

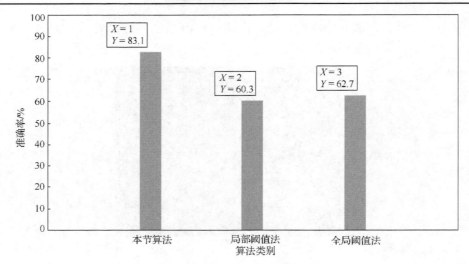

图 4-10　三种算法准确率对比

表 4-1　本节算法分割的混淆矩阵

	P	N
T	129	0
F	226	72

表 4-2　局部阈值法分割的混淆矩阵

	P	N
T	104	25
F	150	148

表 4-3　全局阈值法分割的混淆矩阵

	P	N
T	107	22
F	157	141

4.4　基于识别的细胞精细分割方法

　　重叠细胞分割是影响自动阅片系统准确率的关键，对细胞 DNA 含量的测量具有重大意义。为了解决这个问题，本节提出基于识别的细胞精细分割方法，在分割之前提供重叠细胞数量和重叠形式的先验信息，数据流程图如图 4-11 所示。本方法首先训练分类器，然后识别粗分割结果中的目标内容，获得每个内容的类别信息。再利用该类别信息，准确确定重叠细胞核的凹点数目和位置．然后采取不同子轮廓分割方法分割整个轮廓。最后在此基础上利用椭圆拟合的方法获得重叠细胞核准确的分界线。本节提出的分割策略考虑了各种复杂因素，并利用分类器提供了分割重叠细胞的先验知识。因此可以准确地分割不同类别和重叠水平的细胞，有效支持 DNA 倍体分析。

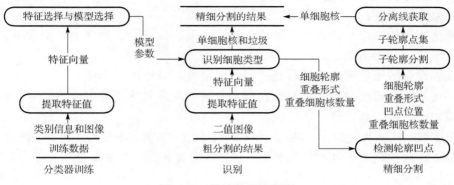

图 4-11 算法数据流程图

4.4.1 分类器训练

分水岭算法不能分割重叠程度较大的细胞核。为了解决这个问题，本节提出基于识别的细胞精细分割方法，在分割之前为方法提供重叠细胞数量和重叠形式的先验信息。本节旨在训练一个识别率较高的分类器，用以辅助检测凹点位置和确定子轮廓分割方法。经过类别划分、特征提取、特性选择和分类器选择阶段实现分类器的训练。

1. 类别划分

本节将训练数据经人工标注分为如图 4-12 所示的九类。

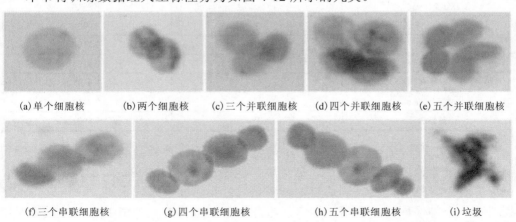

(a)单个细胞核　　(b)两个细胞核　　(c)三个并联细胞核　　(d)四个并联细胞核　　(e)五个并联细胞核

(f)三个串联细胞核　　(g)四个串联细胞核　　(h)五个串联细胞核　　(i)垃圾

图 4-12 分类器的类别

2. 特征提取

针对细胞核核形态、纹理、光密度等信息进行特征提取。提取的特征大体可分为以下几类。

描述细胞核核大小的特征参数，包括细胞核核半径、直径、面积、长短轴比、周长、高度、宽度。

描述细胞核核形状的特征参数，包括矩形度、伸长度、圆形度、膨松度、形状因子、紧凑度、弓形度。

描述细胞核核轮廓的特征参数，包括光滑度、对称度、凹度。

描述细胞核核纹理的特征参数，该参数采用灰度共生矩阵的方式提取，包括能量、熵、对比度、相关性、均匀度。

描述细胞核核灰度的特征参数，包括灰度均值、方差、灰度最小值、灰度最大值。

描述细胞核核光密度的特征参数，包括积分光密度、光密度方差、平均光密度、峰态、扭斜度。

3. 特征选择与分类器选择

高维特征一方面影响了识别器的效率，另一方面降低了识别准确率。特征选择可以剔除不相关和冗余特征，本节采用序列前向选择(sequential forward selection, SFS)算法[44]挑选出对识别率贡献较大的特征子集并计算识别率。本节进行了六组分类器评测实验，主要目的是选取分类效果最好的分类器。实验中，随机抽取每类数据中的 10000 个作为训练数据，用每类固定的 1000 个样本作为测试数据，得到的识别率如表 4-4 所示。

表 4-4 分类器模型识别率对比表

分类器模型	特征维数	识别率
Adboost	7	0.6409
决策树	18	0.8101
贝叶斯	11	0.8152
神经网络	12	0.9105
支持向量机	11	0.8442
随机森林	25	0.8969

其中，神经网络模型的识别率最高，且利用的特征维数较少。试验中，获得一个由积分光密度、结构因子、圆形度、紧密度、灰度均值、伸长度、对比度、矩形度、差异性、凸性、同质性、能量等 12 维特征组成的子集。利用该特征子集训练一个神经网络分类器，并识别粗分割的区域内容，为精细分割提供相对准确的先验知识。

4.4.2　精细分割

精细分割进一步处理重叠度高的细胞核，其关键在于找到重叠位置和符合实际情况的分离线。如果把两个细胞核重叠看作两个椭圆相交，重叠程度就是相交程度。由两个椭圆的交点位置就是整个图形的凹点位置，可知两个细胞核重叠一定会有凹点，类比到 N 个细胞核重叠时同理。这样就把寻找重叠位置的问题转换成了求解整个轮廓的凹点的问题。本节采用基于曲率计算的凹点检测法[45]，提出椭圆拟合法来获得细胞核真实的轮廓线。该方法首先利用最小二乘法将子轮廓的点集拟合成椭圆，然后利用折线逼近取点法截取椭圆上的点，获得符合细胞核形状的分离线。

1.　凹点检测

首先从粗分割结果中提取细胞核的轮廓，并用 $L[t]$ 代表其中一个细胞核轮廓的点集，t 代表集合中的点数。计算轮廓上每个点的曲率，如式(4-6)所示。如果曲率为负数，则判断该点是否为凹点。但是由于轮廓的不平滑性导致了很多假凹点的出现。为了区分真假凹点，通常采用一个固定的阈值来区分这些凹点。但是阈值的选取会因为轮廓的不同而相差巨大，这样凹点检测将并不可靠。不准确的凹点数量和位置也将影响到轮廓分割的准确性。在常用的凹点检测方法中，凹点的数量、位置和曲率的阈值都是未知的参数。而本节提出的基于识别的检测方法则通过识别重叠细胞的数量和重叠形式，将三个未知的参数变成了只有凹点位置是未知的。即取曲率负值部分最小的 M(M 等于 N 或者 $2(N-1)$)个点的位置定为凹点位置，并将这些点用集合 P 表示。这将大幅度提高凹点检测的准确性，并为子轮廓的分割提供可靠的先验。

2.　多种重叠形式的子轮廓分割方法

本节中，$L[t]$ 将被分成若干个子集，每个子集代表一个细胞核，$SL[i]$ 代表第 i 个细胞核。由于细胞核的重叠形式不同，所以根据不同的方法分割子集。

(1)并联细胞分割方法，如图 4-13(a)所示。从任意凹点 P_i 开始(i 为任意值，图中 $i=0$)，逆时针方向搜索。每两个凹点之间的点集被分割成为一个子集，直到到达起点 P_i 为止。即 SL[0]为集合 L 中点 P_i 到点 P_{i+1} 之间的点集，SL[1]为集合 L 中点 P_{i+1} 到点 P_{i+2} 之间的点集，SL[2]为集合 L 中点 P_{i+2} 到点 P_i 之间的点集。

(2)串联细胞核分割法，如图 4-13(b)所示，确定起始的凹点 P_i，即确定 i 值。首先计算轮廓最小外接矩形的位置，然后获得其左下面角坐标 Q。再求得 Q 点与轮廓所有凹点的欧氏距离，并取距离最小的两点。最后判断这两个凹点与 Q 点连线的倾斜角度，角度更小的就是唯一的 P_i 点。

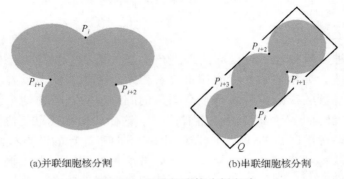

(a)并联细胞核分割　　　　　　　　　(b)串联细胞核分割

图 4-13　　重叠细胞核分割方法

　　然后，标记凹点。以 P_i 点为起始点逆时针方向分别将其他凹点标记为 P_{i+1}，P_{i+2},$\cdots$,P_{i+M-1}。

　　最后，分割细胞核。两边的子细胞核，SL[0]为集合 L 中点 P_{i+M-1} 到点 P_i 之间的点集、SL[1]为集合 L 中点 $P_{i+M-1-M/2}$ 到点 $P_{i+M/2}$ 之间的点集。中间的子轮廓有两段弧组成，即 SL[j+2]为集合 L 中点 P_{i+j} 到点 P_{i+w+1} 之间的点集再加上点 $P_{i+M-j-2}$ 到点 $P_{i+M-j-1}$ 之间的点集，其中，j=0,1,$\cdots$,N-2。

　　3.　椭圆拟合分离线

　　大多数细胞核的实际形态都类似于椭圆，因此本节采用椭圆拟合法来获得细胞的分离线。最小二乘法椭圆拟合是较常用的椭圆拟合方法。在随机误差为正态分布时，最小二乘法是根据最大似然法推出最优估计的技术，可以另测量误差的平方和达到最小值。最小二乘法的实质是寻找参数集合，达到最小化数据点与椭圆之间的距离度量的目的。因此利用最小二乘法可以拟合出符合细胞形态的椭圆，但是我们需要的是椭圆曲线上的特定点集，针对这一问题，我们使用了折线逼近取点法[46, 47]，从椭圆中获得两个凹点之间的点集，并添加到原子轮廓的点集中。最后获得一个完整的单细胞核轮廓。

4.4.3　细胞核分割算法

　　精细分割算法首先从粗分割结果中提取细胞核的轮廓，并利用分类器识别轮廓的重叠形式 F 和细胞核个数 N。然后利用算法 2 分割一个细胞核轮廓 L[t]，最终获得 N 个单细胞核 SL[N]。在算法 2 中，首先计算 L[t]中每个点的曲率，然后根据 F 确定凹点的位置和分割方法。再利用得到的 SL[i]拟合一个椭圆。最后从椭圆上取到两个凹点之间的点，并将其合并到 SL[i]中，获得一个完整的轮廓。K[t]代表 L[t]中点的曲率的集合。P[M]代表凹点的集合，M 为凹点个数。E 是 SL[i]拟合成的椭圆。

算法 2：精细分割算法

输入：$L[t]$、F、N

输出：SL[N]

1	$K[t]$←计算 $L[t]$ 中点的曲率
2	**If**(F 是并联细胞核)
3	**Then** $P[M]$←$K[t]$ 中最小的 N 个点
4	**For** i←0 **to** N
5	SL[i]←$L[t]$ 中点 $P[i]$ 到点 $P[i+1]$ 之间的点集
6	E←利用 SL[i] 做椭圆拟合的结果
7	SL[i]←SL[i]+E 上点 $P[i]$ 到点 $P[i+1]$ 之间的点集
8	**Endfor**
9	**Elseif**(F 是串联细胞核)
10	**Then** $P[M]$←$K[t]$ 中最小的 $2(N–1)$ 个点
11	**For** i←0 **to** N
12	SL[i]←第 i 个细胞核利用串联细胞分割法被获得
13	E←利用 SL[i] 做椭圆拟合的结果
14	SL[i]←SL[i]+E 上 4.2.2 所述点之间的点集
15	**Endfor**
16	**Endif**

4.4.4　实验与分析

本实验部分包含两个部分分别对算法 2 进行定性和定量的分析。首先通过算法分割图像来验证已知先验知识对重叠细胞核凹点位置确定的影响。然后通过计算算法的分割准确度、分割过度、分割不足来定量地分析本章算法的结果，并证明算法 2 有比较好的分割结果。本实验的宫颈细胞涂片均来自于黑龙江省玛利亚医院病理科，由专业医生采集细胞制片。实验中的所有细胞核图像是由实验室项目组利用软件和照相机通过显微镜拍摄的。

1.　算法 2 的评价

首先利用分类器识别细胞核的类别并提取轮廓。然后利用算法 2 分割细胞核。算法 2 中的参数设置为：$L[t]$ 是重叠细胞核轮廓的集合，F 和 N 是分类器识别的结果。最后统计实验中产生的数据，包括如图 4-14 所示的重叠细胞核分割过程，图 4-15 所示的凹点位置的对照，图 4-16 中精细分割的结果。

图 4-14 以三个并联细胞核和三个串联细胞核为例，清晰地展示了算法 2 的分割过程。首先细胞核的类别被正确地识别，并准确地找到了凹点位置。然后轮廓被精准地分割，并确定了符合细胞形状的分离线。最后获得了完整的六个细胞核。

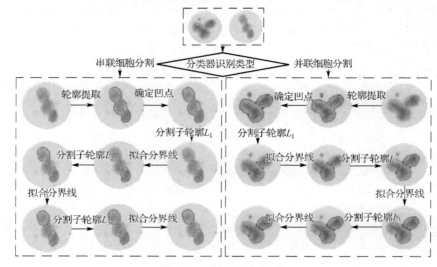

图 4-14　精细分割过程

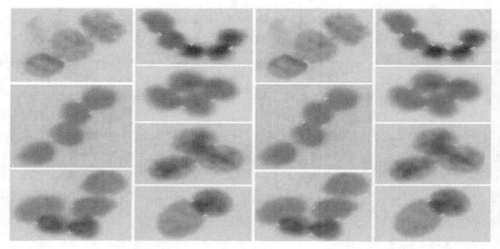

(a)细胞类别未知　　　　　　　　　　　(b)细胞类别已知

图 4-15　凹点检测对比

　　图 4-15(a)是未知细胞类型时算法确定的凹点位置，但是由于细胞存在一些凹陷，而且曲率的阈值是固定的，不能适应所有的细胞，导致图中出现了很多虚假凹点。图 4-15(b)是已知细胞类型时算法确定的凹点位置。通过分类器的识别结果，可以计算出凹点的数量，所以曲率的阈值不再能限制凹点的确定。从图中可以看出已知细胞类型后所得到的凹点位置更准确，可以更好地为子轮廓的分割提供支持。

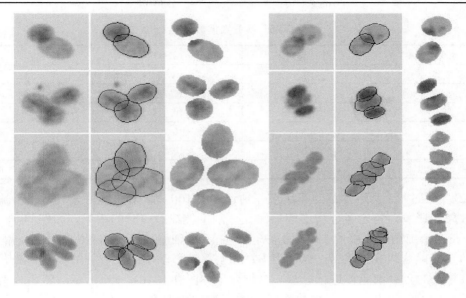

图 4-16　精细分割结果

图 4-16 为本章算法分割后的效果图。可以看出，该算法分割出来的细胞在大小形态上与原细胞基本保持一致。实验结果表明已知先验知识可以准确确定凹点位置，并根据不同的重叠类型来精细分割细胞。该算法可以很有效地解决 DNA 倍体分析中重叠细胞分割的问题。

2. 算法效果评价与分析

本实验分为两个部分，一部分是通过分割大量的细胞核图像来定性地分析本章算法的鲁棒性。另一部分，将细胞核拼接成不同类别的重叠细胞，然后利用算法 2 分割，定量地分析精细分割方法的准确性。

(1)实验数据。定性分析试验中，实际采集到的图像中不会同时出现本章算法中考虑到的所有复杂情况，对处理结果难以统计。所以本节合成存在多种复杂情况和细胞核重叠情况的图像用于方法评价。首先利用 5200 个单细胞核图像随机拼接各种重叠形式的细胞核图像各 200 幅。然后将这些图像连同 300 个单细胞核图像、300 个垃圾图像随机合成如图 4-17(a)所示的 100 幅图像，并随机加入背景光照不均、阴影、杂质等内容。

定量分析实验中，取出如图 4-18(a)所示的 9 幅图像经过随机拼接，拼接成如图 4-18(c)的细胞核拼接图，如表 4-5 所示组合数表示从 9 个细胞核中取出 n 个细胞核的组合形式。每种组合形式会随机拼接成 10 种不同样式，其中包括随机的重叠程度、随机的旋转角度、随机的串联或并联的重叠形式。如表 4-5 所示本节将获得 3810 幅细胞核拼接图。

表 4-5　实验数据数量

重叠个数 n	组合数 C_9^n	每种组合随机次数	合计
1	9	10	90
2	36	10	360
3	84	10	840
4	126	10	1260
5	126	10	1260
总计	381	50	3810

(2)实验过程。利用本章的算法来分割合成的 100 幅图像,然后分析不同步骤对分割效果的影响。再定量分析不同算法在分割重叠细胞核时的效果。如图 4-18(a)所示,在 9 个细胞核拼接的 3810 幅重叠细胞核中,细胞核所在位置和专家分割的轮廓已知。根据这些实验数据,分别用本章分割算法、基于凹点检测的分割算法[48]、分水岭算法对重叠细胞核进行分割。分割效果如图 4-18(d)~(f)所示。然后分别计算出每个细胞核在处于不同重叠形式时的三种评价参数,即分割准确度(accuracy segmentation,AS)、分割过度(over segmentation,OS)、分割不足(under segmentation,US),最后对这三个参数值取平均数。计算公式为

$$AS = \left(1 - \frac{|G-S|}{G}\right) \times 100\% \tag{4-18}$$

$$OS = \frac{O}{O+G} \times 100\% \tag{4-19}$$

$$US = \frac{U}{U+G} \times 100\% \tag{4-20}$$

其中,S 代表算法分割后得到轮廓内的像素点数量,G 代表专家分割后轮廓内的像素点数量,O 代表不是专家实际分割区域而被过分割的像素点数量,U 代表是专家实际分割区域而被漏分割的像素点数量。AS 越高越好,OS、US 都是越低越好。

(3)实验结果与分析。图 4-17 为本章分割策略各个阶段的结果图,原图中出现了细胞核多种重叠形式和复杂的背景情况。从二值图中可以看出,本章算法成功地排除了复杂的背景条件的影响。虽然部分重叠细胞并没有被分离,但是经过分水岭分割后,一些重叠程度不高的轮廓被分离,减小了精细分割的难度。在精细分割时,利用分类器的识别结果分别分割 N 个并联细胞核或 N 个串联细胞核的轮廓使其达到如图所示效果。

图 4-18(a)中的 9 个示例图像的平均评价参数计算结果如图 4-19~图 4-21 所示。柱形图的高低代表评价结果的高低,不同灰度的柱代表不同的算法结果。从图 4-18 中可以看出,经本章算法分割后的细胞核较完整,且没有很多过分割和欠分割。经

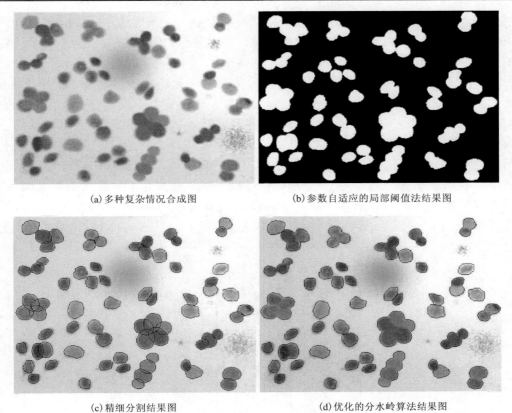

(a) 多种复杂情况合成图　　　　　　　　(b) 参数自适应的局部阈值法结果图

(c) 精细分割结果图　　　　　　　　　　(d) 优化的分水岭算法结果图

图 4-17　算法实现过程效果图

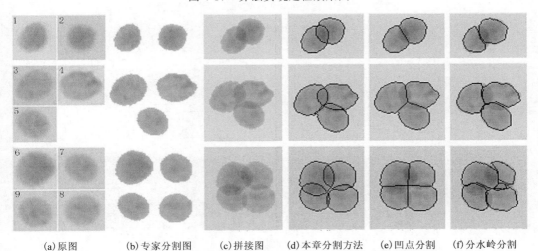

(a) 原图　　　(b) 专家分割图　　　(c) 拼接图　　　(d) 本章分割方法　　　(e) 凹点分割　　　(f) 分水岭分割

图 4-18　不同分割方法对比

基于凹点检测算法分割后的细胞核，分离线不平滑，从而导致了更多的欠分割。而经分水岭算法分割的细胞核则效果不佳，从而导致过分割和欠分割都很多。从图 4-19～图 4-21 中也可以定量地得到这些结果。

从图 4-19 中可以看出，经本章方法分割后 9 个细胞核的平均分割准确度 AS 都大于 90%，个别细胞核可以达到 99%。明显高于基于凹点检测的分割算法的 AS，而分水岭算法的 AS 值极不稳定且普遍偏低。从图 4-20 可以看出本章算法的平均分割过度 OS 几乎都在 4% 以下，个别细胞核甚至在 0.1% 之下。同时基于凹点检测的分割算法也低于 1%，分水岭算法依旧高低不同。从图 4-21 中可以看出本章算法的平均分割不足 US 大多都不超过 8%，而另外两种算法则普遍偏高。综合说明本章算法的分割效果较好，可以满足 DNA 倍体分析系统在实际应用时的需要。

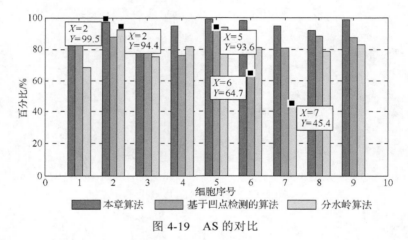

图 4-19　AS 的对比

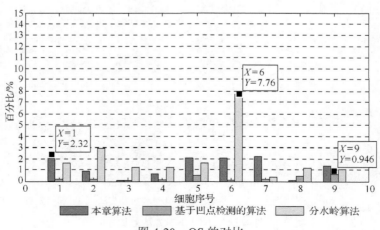

图 4-20　OS 的对比

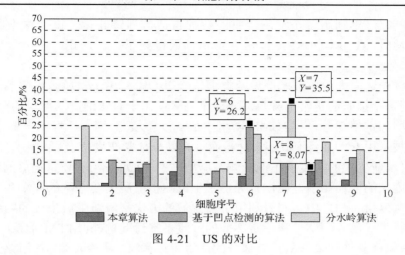

图 4-21　US 的对比

4.5　重叠细胞分割中异常区域的重构

4.5.1　引言

　　自动阅片系统在辅助病理医生诊断方面发挥着越来越重要的作用。细胞图像测量与分类是自动阅片系统的关键技术，直接决定着系统性能。样本中存在的重叠细胞分割后会出现重叠区域灰度异常和纹理异常等情况，如图 4-22 严重影响了 DNA 含量测量和细胞分类的准确性。

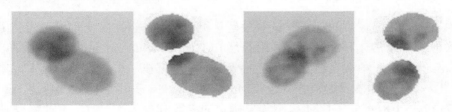

图 4-22　重叠细胞分离后像素异常

　　无论哪种方法，其基本立足点在于利用现有样本的先验知识去修复受损区域的像素。因此先验知识是否充分并被很好利用，这直接影响着修复的质量。然而在细胞重构中，一个细胞有效的像素非常有限，导致训练数据不充分，这使得目前的方法都难以取得理想的效果。为了解决这一问题，本节提出一种基于高斯混合-通用背景模型(Gaussian mixture models-universal background model，GMM-UBM)的重叠区域重构方法。GMM 用于对每个细胞像素点分布建模，含有大量参数需要训练。少量的数据量无法使模型得到充分训练。GMM-UBM 用大量数据训练一个通用的 UBM 模型，再利用每个细胞特有的数据自适应训练获得一个为这个细胞建模的可靠 GMM。GMM-UBM 在说话人识别领域得到了广泛应用，在少量数据方面适应能力较强[49]。

本节首先选取大量单细胞图像数据训练一个 UBM，用于对所有细胞的灰度值建模。然后用每个细胞的正常部分自适应一个 GMM 用于对该细胞灰度值的分布建模。对每个细胞的重叠部分，用其 GMM 随机生成灰度值填充。同一个标本中细胞的 DNA 倍体分析技术用 IOD 值刻画 DNA 含量而重叠部分异常灰度值会影响细胞 IOD 值的测量，故要求新生成的灰度值不能影响细胞整体的 IOD 值。为了使重构后的细胞 IOD 值符合细胞核的内在要求，我们推导出了生成随机值所需要服从的限制条件，并将其融入到灰度值重构之中。同时利用中值滤波的方法平滑新生成部分的粗糙纹理。为了解决新生成部分与背景和正常部分的过渡不平滑问题，利用 FMM（fast matching method）图像修复算法来修复重叠部分的边缘附近像素。实验表明，使用该方法重构的部分不仅可以调整细胞的纹理、灰度、光密度等特征值，而且可以减少细胞 DNA 含量测量的误差，降低异常像素点对分类器识别率的影响。

4.5.2 模型训练

本节主要介绍如何为分割后细胞建模。首先用一个通用的 GMM，即 UBM 对同一个标本中的细胞建模，刻画所有细胞的共性。然后利用分割后细胞的非重叠部分像素作为输入，经过 MAP（maximum a posteriori）算法自适应得到该细胞的 GMM 模型。

1. UBM 模型的训练

由于 GMM 的权重和高斯分量参数是互相依赖的，存在隐变量，不能利用简单的最大似然法来估计参数。通常采用的是 EM（expectation maximization）算法。

EM 算法是一种从存在隐含变量的数据集中求解概率模型参数的最大似然估计方法[50]。高斯混合模型的训练就是 EM 算法实现的，其中的隐含变量为 π_k。通过式（4-7）和式（4-8）可知 GMM 模型需要确定的参数有 π_k、μ_k、C。EM 算法估计高斯混合模型有两个步骤。E 步骤，通过初始化或者上一步的结果已知各个高斯分量的参数，去估计每个高斯分量的权值；M 步骤，基于估计的权值，再去确定高斯分量的参数。重复这两个步骤，直到波动很小，近似达到极值。

$$\varpi_i(k) = \frac{\pi_k N(x_i, \mu_k, C)}{\sum_{j}^{m} \pi_j N(x_i, \mu_j, C)} \tag{4-21}$$

其中，$\omega_i(k)$ 为第 i 个样本在第 k 个单高斯模型中的概率。

$$\mu_k = \frac{1}{n}\sum_{i=1}^{n}\varpi_i(k)x_i \tag{4-22}$$

$$C_k = \frac{1}{N_k}\sum_{i=1}^{n}\varpi_i(k)(x_i-\mu_k)(x_i-\mu_k)^{\mathrm{T}} \tag{4-23}$$

$$N_k = \sum_{i=1}^{n}\varpi_i(k) \tag{4-24}$$

其中，N_k 表示属于第 k 个高斯分量的样本个数。

2.　自适应高斯混合模型

MAP 算法的实质是根据经验数据得到对难以观察量的点估计，并将被估计量的先验分布融合到其中，因此它被看作规则化的最大似然估计[49,51]。本节首先获取分割后细胞的所有正常部分灰度值，得到训练数据集 $X=\{x_1,x_2,\cdots,x_t\}$。然后利用 MAP 算法计算该细胞的混合高斯模型参数。MAP 算法分为两步：第一步同 EM 算法的 E 步骤相同，计算如式(4-21)所示的各个高斯分量的权值，并计算如下的参数：

$$E_k(x) = \frac{1}{N_k}\sum_{i=1}^{t}\varpi_i(k)x_i \tag{4-25}$$

$$E_k(x^2) = \frac{1}{N_k}\sum_{i=1}^{t}\varpi_i(k)x_i^2 \tag{4-26}$$

第二步由 N_k 得到修正因子，来更新旧的 UBM 参数，高斯分量 k，参数计算的公式为

$$\hat{\pi}_k = \left[\frac{\beta_k^{\pi}N_k}{n}+(1-\beta_k^{\pi})\pi_k\right]\gamma \tag{4-27}$$

$$\hat{\mu}_k = \beta_k^{\mu}E_k(x)+(1-\beta_k^{\mu})\mu_k \tag{4-28}$$

$$\hat{C}_k = \beta_k^{C}E_k(x^2)+(1-\beta_k^{C})(C_k+\mu_k\mu_k^{\mathrm{T}})-\hat{\mu}_k\hat{\mu}_k^{\mathrm{T}} \tag{4-29}$$

其中，γ 让所有的混合权值的和为 1，β_k^{π}、β_k^{μ}、β_k^{C} 为高斯分量的权重、均值向量、协方差矩阵的修正因子，它的作用是平衡 GMM 模型的新旧参数。它的值越大，说明数据越充分，也就是新参数越可信；而它的值越小，就说明数据的数量较少，对 GMM 模型估计也变得较不准确，定义为

$$\beta_k^{\rho} = \frac{N_k}{N_k+\lambda^{\rho}} \tag{4-30}$$

其中，λ^ρ 为关系因子是约束修正因子 β_k^ρ 的变化尺度（$\rho \in \{\pi, \mu, C\}$），λ 通常取 16。

4.5.3 算法实现

首先利用算法 2 来精细分割重叠细胞，并利用 4.5.2 节训练的 GMM 模型随机生成符合约束条件的灰度值。然后利用中值滤波来平滑新生成部分的纹理信息。最后利用 FMM 算法来修复边缘。

1. 基于先验知识生成灰度值

重叠细胞分割后，得到的单细胞中包含重叠部分，即单细胞矩阵 SC=OP∪UP，其中，矩阵 OP 表示细胞中重叠部分，矩阵 UP 表示细胞中非重叠部分。利用每个细胞的高斯混合模型和约束条件 Y，生成一些符合高斯分布的灰度值并修改矩阵 OP。生成方法：首先利用均匀分布生成 (0,1) 之间的数值。然后根据每个单高斯的权重来判断其属于哪个高斯分量。最后利用该高斯分量生成一个随机的灰度值，但是该灰度值一定要在约束条件 Y 内，否则将重新生成。重复上述操作直到将矩阵 OP 的值修改完毕。

计算机辅助阅片的 DNA 倍体分析系统的诊断原理是：将疑似肿瘤细胞的图像罗列出来，即找到 DI>2.5 的细胞图像。DI 的计算公式如式 (4-1) 所示，由于淋巴细胞的 DNA 含量相对稳定，故利用标本中淋巴细胞的 IOD 均值作为 Standard 值。IOD 值的计算公式如式 (4-2) 所示。对应像素点 (x, y) 的光密度值的公式为

$$\mathrm{OD}_{x,y} = -\ln(P(x,y)/P_0) = \ln P_0 - \lg P(x,y) \tag{4-31}$$

其中，P_0 代表背景的平均灰度值，$P(x,y)$ 代表像素点 (x,y) 的灰度值。针对重叠部分灰度值异常问题，所需生成的灰度值要使其不影响原始细胞的 IOD 值，那么就要限制其值在一个有效的值域 Y 内，即新生成的灰度值的光密度值 $\mathrm{OD}_{x,y}$ 要在原始细胞正常部分的光密度值均值的两侧，值域 Y 的计算公式为

$$\mathrm{OD}_m - \mathrm{OD}_s \leqslant \ln P_0 - \ln P(x,y) \leqslant \mathrm{OD}_m + \mathrm{OD}_s \tag{4-32}$$

其中，OD_m 为细胞核正常部分的光密度均值，OD_s 为细胞核正常部分的光密度标准差。由计算可知值域 $Y = \{P(x,y) \in (e^{\ln P_0 - \mathrm{OD}_m - \mathrm{OD}_s}, e^{\ln P_0 - \mathrm{OD}_m + \mathrm{OD}_s})\}$

2. 修复纹理

为了使新生成部分的粗糙纹理与细胞其他部分纹理一致，本节采用中值滤波的方式平滑新生成部分。而新生成部分与原细胞合并后其边缘部分过于突出。为了解决这个问题，本节将新生成部分的边缘区域当作标记图像，利用标记图像的周围像素点的灰度值修复边缘图像。

修补区域的选取以两个细胞核的重叠为例，分割后的边缘轮廓点集合为 SL₁、

SL$_2$，两个重叠细胞的重叠部分轮廓点的集合 OL。首先求取集合 OL，它由两部分组成，即在轮廓 SL$_1$ 内的轮廓 SL$_2$ 上的点和在轮廓 SL$_2$ 内的轮廓 SL$_1$ 上的点。然后将集合 OL 膨胀得到的区域 O 就是待修复区域。最后利用 FMM 算法原理修复区域 O。

3. 细胞核重构算法

算法 3：细胞核重构算法

输入：imgs[num]、simg

输出：imgpre[s]

1	ubm←利用 imgs[num] 训练通用的高斯混合模型 UBM
2	SL[s]←利用算法 2 分割 simg
3	OP[s]、UP[s]←拆分 SL[s] 所在的矩阵 SC[s]
4	**For** i←0 **to** s
5	X←随机选取 UP[i] 中的特征值
6	gmm←利用 MAP 算法和 X 自适应 ubm
7	OP[i]←利用 gmm 随机生成符合限制条件 Y 的灰度值
8	OPP[i]←平滑 OP[i]
9	imgpre[s]←OPP[i]∪UP[i]
10	O[i]←计算 OPP[i] 的待修复标记集合
11	imgpre[s]←利用 FMM 算法修复 O[i]
12	**Endfor**

在算法 3 中，imgs[num] 代表 num 个单细胞图像，是 UBM 模型的训练数据。ubm 代表刻画细胞共性特征的通用背景模型。simg 是一个重叠细胞图像，s 代表重叠细胞中单细胞的个数。imgpre[s] 代表重构后的 s 个单细胞图像。SL[s] 代表 s 个单细胞轮廓点的集合。SC[s] 代表重叠细胞中 s 个单细胞的矩阵，其中，OP[s]、UP[s] 分别代表待重构部分矩阵和正常部分矩阵。X 代表用来训练模型的特征向量，gmm 代表刻画第 i 个细胞特性的 GMM 模型。O[i] 是待修复区域。

如图 4-23 所示为本节算法的实现过程示意图。图中展示的是一幅两个细胞重叠图像的重构过程。在重构之初本节选取该细胞所在标本的大量单细胞图像，并分割每幅图像的细胞核，从中随机选取部分灰度值组成特征向量 X。然后利用 EM 算法重复迭代得到一个通用的 UBM 模型。再用重叠细胞分割算法得到分割后的细胞，并进入一个 s 次数的循环（s=2）。选取细胞正常部分的特征值作为特征向量 X，利用 MAP 算法自适应一个该细胞特有的 GMM 模型。然后利用该模型预测出符合约束条件的灰度值，并将新生成部分平滑化处理。最后将新生成部分和细胞正常部分合并，并得到重叠部分的边缘标记图，利用 FMM 算法修复过渡明显的边缘部分。

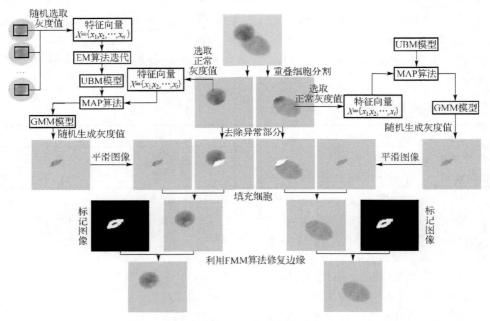

图 4-23　细胞重构过程示意图

　　如图 4-24 所示为多种重叠形式细胞重构的结果。其中图 4-24(a)是多种形式的重叠细胞原图,图 4-24(b)是利用基于识别的重叠细胞分割方法分割后的图像,图 4-24(c)是利用本节算法重构后的细胞图像。从图中可以看出重构后的细胞可以有效地消除异常像素点,对比分割后的细胞更接近与原细胞。

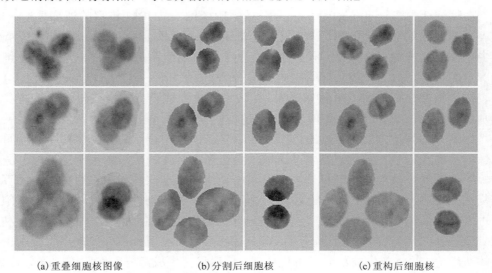

(a)重叠细胞核图像　　　　　(b)分割后细胞核　　　　　(c)重构后细胞核

图 4-24　多种重叠形式细胞核重构后效果

4.5.4　实验与分析

本节将展示本章算法的重构效果，并评估该算法对细胞 DNA 含量测量和分类器识别率的贡献。本节共设置两个实验：第一个为细胞特征值对比实验，该实验提取分割后细胞和重构后细胞的特征值与原细胞的差值，评估算法对 DNA 含量测量的准确性。第二个是分类器识别率对比实验，该实验用分割后细胞和重构后细胞作为测试数据，分别测试五个分类器的识别率，评估算法对分类器识别率的影响。这两个实验从不同的侧面展示本节算法在细胞 DNA 含量准确测量方面和细胞类型识别方面的贡献。本实验的宫颈细胞涂片均来自于黑龙江省玛利亚医院病理科，由专业医生采集细胞制片。实验中的所有细胞核图像是由实验室项目组利用软件和照相机通过显微镜拍摄的。

1. 细胞特征值对比实验

（1）实验数据。首先从自动阅片系统扫描的结果中随机选取如图 4-25（a）所示的10 幅单细胞图像。然后利用细胞拼接技术，将专家分割后的细胞随机拼接成如图 4-25（c）的细胞拼接图。

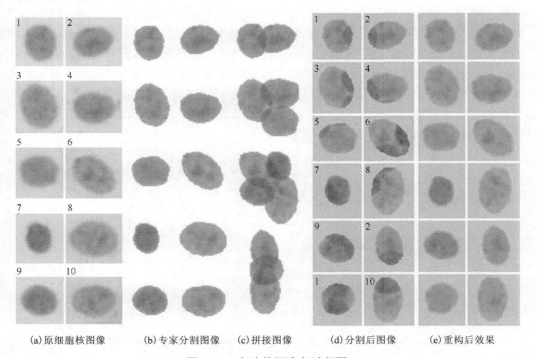

(a)原细胞核图像　　(b)专家分割图像　　(c)拼接图像　　　(d)分割后图像　　(e)重构后效果

图 4-25　实验数据准备过程图

随机形式如表 4-6 所示，组合数表示从 10 个细胞中取出 n 个细胞的组合个数。每种组合形式会随机拼接成 5 种不同样式，其中包括随机的重叠程度、旋转角度、重叠形式等。最后得到 3135 幅细胞拼接图作为本实验的数据。

表 4-6　多种拼接形式表

重叠个数 n	组合数 C_{10}^n	每种组合随机次数	合计
2	45	5	225
3	120	5	600
4	210	5	1050
5	252	5	1260
总计	627	20	3135

(2)实现过程。首先分割重叠细胞拼接图，再计算分割后的图像在未重构前的特征值和重构后的 7 维特征值，并计算均值。然后将得到的值分别计算与原细胞特征值的偏差，最后统计结果。

(3)实验结果分析。图 4-26 为图 4-25(a)中 10 个细胞在三种情况下的 IOD 值对比，可以类比成 DNA 含量的对比。如图中纵坐标为 IOD 值，横坐标为细胞序号，三种不同的折线分别代表原细胞、未经重构的细胞、重构后的细胞。根据折线的趋势可以看出重构后的细胞与原细胞在 IOD 值方面基本一致，而未经重构的细胞则与原细胞相距甚远。这完全说明了本算法的有效性，如果不经重构就将分割出的细胞加入诊断分析，则会使系统的诊断结果不准确。这表明本节的重构算法可以有效地解决异常像素值对 DNA 含量测量的影响，并使自动阅片系统的诊断更准确。

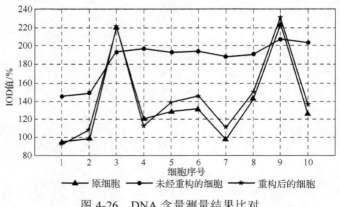

图 4-26　DNA 含量测量结果比对

图 4-27～图 4-29 为细胞重构前后与原细胞特征值的差值对比统计图。图 4-27 为细胞在重构前后的灰度特征值与原细胞的偏差。从图中可以看出每个细胞的灰度极值和均值在重构后的偏差都要小于重构前的偏差，并且灰度极值的差距较大。

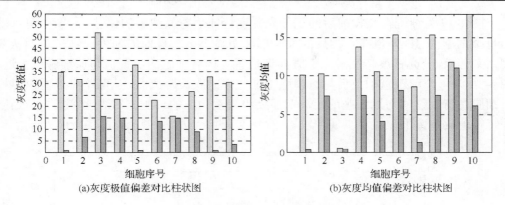

(a)灰度极值偏差对比柱状图　　　　　　(b)灰度均值偏差对比柱状图

图 4-27　灰度特征的偏差对比

图 4-28 为细胞在重构前后的纹理特征值与原细胞的偏差。从图中可以看出每个细胞的熵、对比度、能力和相关性等在重构后的偏差都要小于重构前的偏差，对比度的变化尤其明显。

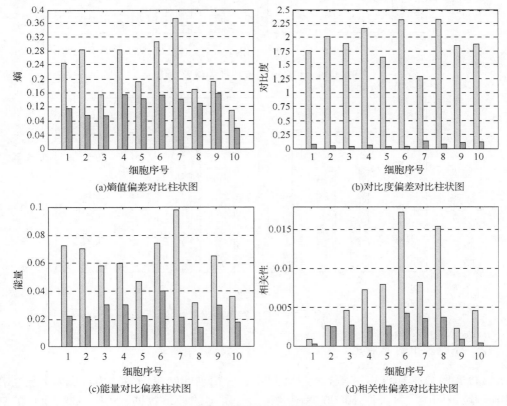

(a)熵值偏差对比柱状图　　　　　　(b)对比度偏差对比柱状图

(c)能量对比偏差柱状图　　　　　　(d)相关性偏差对比柱状图

图 4-28　纹理特征的偏差对比

　　图 4-29 为细胞在重构前后的积分光密度特征值与原细胞的偏差。从图中可以看出每个细胞的 IOD 值在重构后的偏差都要明显小于重构前的偏差。这三个图从灰度、纹理、积分光密度特征等三个方面评估了重构后细胞的特征值与原细胞更相近。图 4-30 为每个细胞重构前后与原细胞特征空间的欧氏距离图,从图中可以看出重构后细胞在特征空间与原细胞的距离明显要小于重构前的细胞,这表明了重构后细胞在特征值提取方面更接近真实情况。

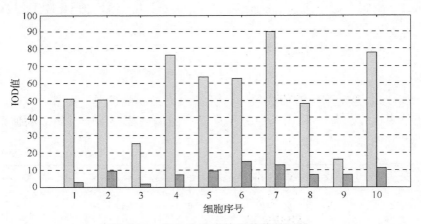

图 4-29　积分光密度特征的偏差对比

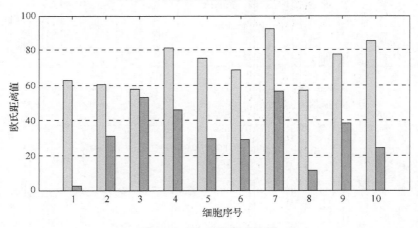

图 4-30　欧氏距离对比图

2. 分类器识别率对比

　　(1)实验数据和过程。首先将自动阅片系统扫描的结果图像分为淋巴、上皮、中性粒、垃圾四类,每类取 10000 幅图像作为分类器的训练数据。然后另取 3000 幅单个上皮细胞图像,并将这些图像以随机不重复选取的方式拼接成不同形式的重叠细胞。再利用重叠细胞分割技术将这些重叠细胞分割，并保存分割后细胞。最后利用本节的细胞重构技术将分割后的细胞重构，并保存重构后细胞。最终利用 3000 幅原细胞、分割后细胞、重构后细胞图像做测试数据。

首先利用训练数据训练五种分类器。然后将测试数据分成三组分别为原细胞加其他类别细胞、分割后细胞加其他类别细胞、重构后细胞加其他类别细胞。最后利用这三组测试数据分别测试五种分类器，计算识别率并绘制统计图进行对比。

(2)实验结果和分析。图 4-31 为五种分类器在三种情况下的识别率对比图。从图中可以看出未经重构的细胞识别率较低，远远低于原细胞，而重构后细胞的识别率与原细胞相差很小，并且都在 90% 之上。这表明本节的重构算法可以有效地降低异常像素点对分类器识别率的影响，而且针对五种分类器有一定的普适性。

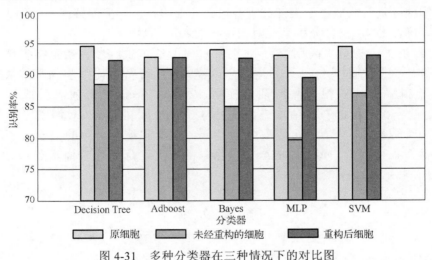

图 4-31 多种分类器在三种情况下的对比图

4.6 本 章 小 结

本章主要为了解决自动阅片系统中的重叠细胞分割问题，提出了一系列的解决方案。由于显微镜下细胞核图像存在光照不均、背景阴影等情况，并且不可避免地存在一些血细胞、淋巴细胞、垃圾杂质、成团细胞、重叠细胞，这严重降低了分割算法的性能。本章首先提出了复杂背景下的宫颈细胞核分割方法，绝大部分避免了复杂的背景情况对细胞分割的影响。然后提出基于目标识别的分割策略，分割细胞图像中存在的重叠细胞。最后针对重叠细胞分割后出现的重叠区域灰度异常和纹理异常等问题，提出一种基于高斯混合-通用背景模型的重叠区域像素重构方法。本章内容包括以下几个方面。

（1）提出了复杂背景下的宫颈细胞核分割方法。该方法首先利用参数自适应的局部阈值法来分割图像，并利用自适应的分割参数调节来处理图像中的复杂情况。即利用局部阈值窗口大小和分割后轮廓数量的函数关系来自动调节窗口大小。然后根据获得的二值图确定分水岭算法的标记图像，最后利用分水岭算法完成整幅图像的分割。本章的算法可以解决细胞核 DNA 倍体分析系统在实际应用时的细胞核准确分割问题。

（2）提出了基于目标识别的分割策略。该方法分为粗分割、识别和精细分割三个阶段。首先，粗分割采用复杂背景下的宫颈细胞核分割方法。然后，识别粗分割后的结果，并对不同的类别做不同的处理。最后，精细分割重叠细胞核，提出了基于类别先验知识确定重叠细胞核凹点个数的方法，用以指导重叠细胞的分割。本章的重叠细胞核分割策略适用于大部分重叠形式的细胞核，并能保持细胞核的大小和形状特征，确保 DNA 倍体分析系统对细胞核的精准测量。

（3）提出了一种基于高斯混合-通用背景模型的重叠区域像素重构方法。该方法首先利用大量数据训练一个通用背景模型，再结合待重构细胞的正常灰度值和最大后验概率方法获得其高斯混合模型。然后根据该模型随机生成符合细胞 DNA 含量分布规律的灰度值填充到重叠区域。最后利用图像修复算法修复重叠部分的边缘像素点。该方法可以有效地降低由于细胞重叠引起的细胞纹理、灰度、光密度等特征值偏差，减少 DNA 含量测量的误差，降低异常像素点对分类器识别率的影响。

参 考 文 献

[1] 陈晓丹, 李思明. 图像分割研究进展. 现代计算机, 2013, (22): 33-36.

[2] 吴一全, 孟天亮, 吴诗婳. 图像阈值分割方法研究进展 20 年(1994-2014). 数据采集与处理, 2015, 30(1): 1-23.

[3] 周迪, 夏哲雷. 一种改进的 Otsu 阈值分割算法. 中国计量学院学报, 2016, 27(3): 319-323.

[4] 徐青, 范九伦. 新的基于分解直方图的三维 Otsu 分割算法. 传感器与微系统, 2017, (1): 119-122.

[5] Zeng Z, Chen S, Tang S, et al. Unsupervised segmentation of cell nuclei in cervical smear images using active contour with adaptive local region fitting energy modelling// Proceedings of the International Conference on Biomedical Engineering and Informatics, 2015: 250-254.

[6] 刘占. 基于局部期望阈值分割的图像边缘检测算法. 计算机与现代化, 2016, (8): 52-55.

[7] Ranefall P, Sadanandan S K, Wählby C. Fast adaptive local thresholding based on ellipse fit// Proceedings of the IEEE 13th International Symposium on Biomedical Imaging, 2016: 205-208.

[8] Vincent L, Soille P. Watersheds in digital space: An efficient algorithms based on immersion

simulation. IEEE Transactions on Pattern Analysis and Machine Intelligence, 1991, 13(6): 583-598.

[9] Ji X, Li Y, Cheng J, et al. Cell image segmentation based on an improved watershed algorithm// Proceedings of the IEEE 8th International Congress on Image and Signal Processing, 2015: 433-437.

[10] Geetha P K, Nidhya R, Dinesh K A, et al. Cell segmentation and NC ratio analysis for biopsy images using marker controlled watershed algorithm// Proceedings of the IEEE International Conference on Green Computing Communication and Electrical Engineering, 2014: 1-5.

[11] Husain R A, Zayed A S, Ahmed W M, et al. Image segmentation with improved watershed algorithm using radial bases function neural networks// Proceedings of the IEEE International Conference on Sciences and Techniques of Automatic Control and Computer Engineering, 2015: 121-126.

[12] Huang Z, Zhang Q, Jiang S, et al. Medical image segmentation based on the watersheds and regions merging// Proceedings of the IEEE International Conference on Information Science and Control Engineering , 2016: 1011-1014.

[13] Yousef A K, Wiem L, William L, et al. Improved automatic detection and segmentation of cell nuclei in histopathology images. IEEE Transactions on Bio-Medical Engineering, 2010, 57(4): 841-852.

[14] Bernardis E, Yu S X. Finding dots: Segmentation as popping out regions from boundaries// Proceedings of the IEEE Conference on Computer Vision and Pattern Recognition, 2010: 199-206.

[15] Kong H, Gurcan M, Belkacemboussaid K. Partitioning histopathological images: An integrated framework for supervised color-texture segmentation and cell splitting. IEEE Transactions on Medical Imaging, 2011, 30(9): 1661-1677.

[16] Wu Z, Gurari D, Wong J Y, et al. Hierarchical partial matching and segmentation of interacting cells//Proceedings of the International Conference on Medical Image Computing & Computer-Assisted Intervention, 2012: 389-396.

[17] Song Y, Zhang L, Chen S, et al. Accurate segmentation of cervical cytoplasm and nuclei based on multiscale convolutional network and graph partitioning. IEEE Transactions on Biomedical Engineering, 2015, 62(10): 2421-2433.

[18] Nandy K, Chellappa R, Kumar A, et al. Segmentation of nuclei from 3d microscopy images of tissue via graphcut optimization. IEEE Journal of Selected Topics in Signal Processing, 2016, 10(1): 140-150.

[19] Sirinukunwattana K, Raza S, Tsang Y W, et al. Locality sensitive deep learning for detection and classification of nuclei in routine colon cancer histology images. IEEE Transactions on Medical Imaging, 2016, 35(5): 1196-1206.

[20] Song J, Liang X, Lian Z. Boundary-to-marker evidence controlled segmentation and MDL-based contour inference for overlapping nuclei. IEEE Journal of Biomedical & Health Informatics, 2015, (99): 1.

[21] Song Y, Tan E L, Jiang X, et al. Accurate cervical cell segmentation from overlapping clumps in pap smear images. IEEE Transactions on Medical Imaging, 2016, (99): 1.

[22] Lu Z, Carneiro G, Bradley A P. An improved joint optimization of multiple level set functions for the segmentation of overlapping cervical cells. IEEE Transactions on Image Processing, 2015, 24(4): 1261-1272.

[23] Guan T, Zhou D, Liu Y. Accurate segmentation of partially overlapping cervical cells based on dynamic sparse contour searching and GVF snake model. IEEE Journal of Biomedical & Health Informatics, 2015, 19(4): 1494-1504.

[24] 胡振朋. 基于光吸收模型的重叠宫颈细胞分割. 广州: 华南理工大学, 2016.

[25] 廖苗, 赵于前, 曾业战, 等. 基于支持向量机和椭圆拟合的细胞图像自动分割. 浙江大学学报(工学版), 2017, 51(4): 722-728.

[26] 何小臻. 基于质量检测的宫颈细胞学图像的细胞核分割方法. 广州: 华南理工大学, 2016.

[27] Sandeep P, Jacob T. Single image super resolution using a joint GMM method. IEEE Transactions on Image Process, 2016, 25(9): 4233-4244.

[28] 李旭峰, 王静, 刘红敏, 等. 特征优先块匹配图像修复算法. 计算机辅助设计与图形学学报, 2016, 28(7): 1131-1137.

[29] 屠昕, 钮圣虓, 陈更生, 等. 一种基于分水岭分割的快速图像修复算法. 复旦学报(自然科学版), 2017, 56(1): 57-70.

[30] 侯宇, 马然, 李攀攀, 安平, 等. 利用改进的图像修复的联合帧间差错隐藏算法. 计算机辅助设计与图形学学报, 2016, 28(2): 280-287.

[31] 李率杰, 李鹏, 冯兆永, 等. 基于 Navier-Stokes 方程的图像修复算法. 中山大学学报(自然科学版), 2012, 51(1): 9-13.

[32] 何仕文, 刘琳, 张永强, 等. 改进 TV-H~(-1)模型的图像修复方法. 哈尔滨工业大学学报, 2016, 48(2): 167-172.

[33] Kumar V, Mukherjee J, Mandal S. Image inpainting through metric labelling via guided patch mixing. IEEE Transactions on Image Processing, 2016, 25(11): 5212-5226.

[34] Sulam J, Elad M. Large inpainting of face images with trainlets. IEEE Signal Processing Letters, 2016, 23(12): 1839-1843.

[35] Kawai N, Sato T, Yokoya N. Diminished reality based on image inpainting considering background geometry. IEEE Transactions on Visualization & Computer Graphics, 2016, 22(3): 1236-1247.

[36] Pathak D, Krahenbuhl P, Donahue J, et al. Context encoders: Feature learning by inpainting// Proceedings of the IEEE Conference on Computer Vision and Pattern Recognition, 2016: 2536-2544.

[37] Niblack W. An Introduction to Digital Image Processing. Birkerood: Strandberg Publishing Company, 1985.

[38] Sauvola J, Seppanen T, Haapakoski S, et al. Adaptive document binarization// Proceedings of the IEEE International Conference on Document Analysis and Recognition, 1997, 1: 147-152.

[39] 王大凯, 侯榆青, 彭进业. 图像处理的偏微分方程方法. 北京: 科学出版社, 2008.

[40] Guillemot C, Meur O L. Image inpainting: Overview and recent advances. IEEE Signal Processing Magazine, 2013, 31(1): 127-144.

[41] Criminisi A, Perez P, Toyama K. Region filling and object removal by exemplar based inpainting. IEEE Transactions on Image Process, 2004, 13(9): 1200-1212.

[42] Alexandru T. An image inpainting technique based on the fast marching method. Journal of Graphics Tools, 2004, 9(1): 23-34.

[43] Xing F, Yang L. Robust nucleus/cell detection and segmentation in digital pathology and microscopy images: A comprehensive review. IEEE Reviews in Biomedical Engineering, 2016, 9: 234-263.

[44] Gacav C, Benligiray B, Topal C. Sequential forward feature selection for facial expression recognition// Proceedings of the IEEE Signal Processing and Communication Application Conference, 2016: 1481-1484.

[45] 徐传运. 宫颈细胞学涂片自动判读方法研究. 重庆: 重庆大学, 2014.

[46] 张彦博. 用阿基米德螺旋线逼近椭圆之节点划分方法. 机床与液压, 2006, (3): 73-74.

[47] 蒿建军, 李国云, 周汝忠. 改进步长估计法用于直线逼近椭圆曲线的节点坐标计算. 组合机床与自动化加工技术, 2003, (10): 47.

[48] Ulle A R, Nagabushan T N, Basavaraj V. Clump splitting in histopathological images based on concave points// Proceedings of the IEEE International Conference on Cognitive Computing and Information Processing, 2015: 1-6.

[49] Reynolds D A, QuatierI T F, Dunn R B. Speaker verification using adapted Gaussian mixture models. Digital Signal Processing, 2000, 10(1-3): 19-41.

[50] Hueber T, Girin L, Alameda-Pineda X, et al. Speaker-adaptive acoustic-articulatory inversion using cascaded Gaussian mixture regression. IEEE/ACM Transactions on Audio Speech & Language Processing, 2015, 23(12): 2246-2259.

[51] Rodriguez M, Orrite C, Medrano C, et al. One-shot learning of human activity with an map adapted GMM and simplex-HMM. IEEE Transactions on Cybernetics, 2016, (99): 1-12.

第 5 章　细胞图像识别

5.1　引　言

  DNA 倍体分析技术是近年来迅速发展起来的自动阅片技术[1,2]，该技术有效地将病理学专家的诊断经验与计算机的精确计算和快速处理能力结合起来，实现对宫颈细胞图像的识别和诊断。该技术首先采集人体细胞标本，并对细胞 DNA 染色，然后将细胞置于显微镜下，通过高分辨率相机拍摄得到细胞核图像。采用模型训练方法[3,4]，将细胞核图像进行分类并识别各类细胞核，然后采用图像处理技术测量细胞 DNA 的相对含量。最后将异常的细胞罗列出来，辅助医生诊断。

  由于标本中重叠细胞核种类繁多(细胞个数和重叠方式)，收集大量重叠细胞核费时费力，难以获得足够的训练样本。这使得成团细胞核的训练图像数量远远少于其他类别的图像数量，导致训练数据失衡[5-8]。现有的大多数学习算法和评价准测偏重于大类样本，忽略了小样本，这使分类器在失衡数据集上的性能降低。在不增加新样本的前提下，解决这一问题有两种策略。第一种立足于用现有的样本产生新的样本，增加训练数据不足类别的样本数量，代表性的方法有样本重采样[9]和特征选择[10]。第二种是改进模型训练算法，提升少样本类别的重要性，典型的有代价敏感学习方法[11]和单类学习方法[12]。本章采用过采样(over-sampling)技术[13,14]中的人工数据合成方法来增加小类样本数量，使不平衡的训练样本变得相对平衡。

  对于人工数据合成方法，研究者们提出了一系列方法。Chawla 等提出了合成少数类过采样技术(synthetic minority over-sampling technique，SMOTE)[15]，首先寻找每一个少数类样本的 k 个同类最近邻样本(k 通常是大于 1 的奇数)，然后随机选取 k 个近邻样本的一个，计算两者差值，用 0～1 之间的随机实数乘以这个差值加上先前的样本，构造出新的样本。后续很多研究者对 SMOTE 算法加以改进得到新的采样方法。Han 等提出了 Borderlin-SMOTE 算法[16]，根据小类样本决策区域边界附近的样本点合成新的小类样本。He 等提出了自适应合成抽样算法(adaptive synthetic sampling，ADASYN)[17]，该算法主要思想是使用密度分布来确定合成样本的数目，且通过自适应改变不同少数类样本的权重，为每个少数类样本产生相应数目的合成样本。Yong 等提出了基于 k-means 算法和遗传算法的过采样技术[18]，该技术采用 k-means 对小类样本聚类，使用遗传算法从每一个聚类中生成新的样本。Lim 等提出了一种基于进化聚类的过采样集成方法[19]，利用基于聚类的思想合成数据，然后用进化算法(evolutionary algorithms，EA)消除低质量数据。

目前的过采样方法主要立足于在特征域学习小样本类别的概率分布，以此作为先验知识来产生新的样本特征值，并将这些数据用于模型训练。从本质上说，这类方法仅能产生大量的样本对分类器模型参数起到平滑的作用，防止病态参数的产生，但却无法获得现有样本以外的类别信息。对于本章的数据而言，重叠细胞是由单细胞重叠而成，并且拥有大量的单细胞图像。如果能在图像数据域真实地模拟重叠过程，则可以产生足够多且真实的重叠细胞图像用于特征提取和模型训练。因此，本章提出利用单细胞图像合成重叠细胞核图像的方法。

本章利用形成重叠细胞核图像的先验知识，模拟重叠细胞形成的真实过程。首先筛选源细胞图，然后经过旋转、分割等处理，用两幅图像合成新的成团细胞核图像。为了使合成的细胞尽可能地接近真实，主要考虑了三个方面的问题。第一，为了确保合成的细胞具有代表性，对单细胞进行筛选，获得典型的单细胞图像用于合成；第二，为了避免合成的数据在样本空间过度聚集，在细胞的旋转角度和重叠程度两个方面引入随机性；第三，为使重叠部分真实，根据朗伯比尔定律[20,21]重构重叠部分的像素。实验表明，向小类样本类别加入合成重叠成团细胞后，在多层神经网络(multi-layer perceptron，MLP)[22]、支持向量机(support vector machine，SVM)[23]、混合高斯模型[24]三种分类器上都取得了识别率的提升。

最近，研究者们提出了不同类型的宫颈细胞类别划分方法[25,26]。在 Chen 等[27]的研究中，采用十字交叉验证方法的 SVM 分类器，将宫颈细胞分为表层细胞、中间细胞、基底层细胞和低度鳞状上皮病变细胞四大类。在 Sokouti 等[25]的研究中，虽然将宫颈细胞分为正常细胞、低度鳞状上皮内病变细胞和高度鳞状上皮内病变细胞，但是并未对正常的宫颈细胞进行分类。在 Genctav 等[26]的研究中，使用非监督学习的方法，将宫颈细胞分为七类，包括两种鳞状上皮内病变细胞(低度鳞状上皮内病变细胞和高度鳞状上皮内病变细胞)、子宫颈内细胞，三种异常细胞(轻度异常细胞、中度异常细胞和重度异常细胞)和原位癌。在 Kumar 等[28]的研究中，使用监督学习的方法，将宫颈细胞分为正常细胞和异常细胞两大类。但是这些类别划分方式，仅仅限于实验研究，而针对具体应用的类别划分方法仍有待提出。由于在宫颈细胞取材时，会掺杂一些淋巴液、血液等杂质，在这种情况下，只将宫颈细胞中上皮细胞进行分类的方法并不适用于宫颈细胞的分类。

在特征提取方面，国内外学者均采用多维特征进行细胞分类。在 Chen 等[27]的研究中，提取了细胞的周长、面积、长、宽、核质比、对比度和粗糙度等 11 维特征。在 Kumar 等[28]的研究中，提取了细胞的面积、积分光密度、偏心率和傅里叶系数，共 4 维特征。本章根据宫颈细胞的不同特点，提取了细胞偏心率、紧凑度、积分光密度、对比度和同质性等 42 维特征。在何苗等[29]的研究中，提出了细胞及细胞核的周长、面积及似圆度等 15 维形态学特征和{R,G,B}颜色三分量、{R,G,B}总量的相对比例及亮度分量等 12 维色度学特征。在范金坪等[30]的研究中，提出了细胞及细胞核的面积、等效直径及圆形度等 20 维形态学特征，细胞核及细胞质在{R,G,B}颜色分量上的均值、方差及色度变化系数等 18 维色度学特征，细胞及细胞核的积分光密度、平均光密度及光密度方差等 17 维光密度特征和细胞核的能量、熵及对比度等32 维特征。

　　本章提出一种 DNA 倍体自动分析框架，在细胞类别划分方面，先将宫颈细胞分为四大类即上皮细胞、淋巴细胞、中心粒细胞和垃圾细胞，再进一步将上皮细胞分为正常细胞和异常细胞。根据不同类型的宫颈细胞的不同特点，提取了细胞核的面积、积分光密度及对比度等 42 维特征，其中包括 30 维形态学特征、1 维光密度特征和 11 维纹理特征。在第一次分类时，采用 C4.5 决策树对四类细胞进行识别分类。在第二次分类时，采用 LR 分类器将上皮细胞分为正常细胞和异常细胞两类。实验表明，本章所提出的方法能够显著提高细胞识别的准确率。

5.2　宫颈细胞图像的细胞学基础

　　宫颈又称为子宫颈，位于子宫下部[31]。宫颈的下端与阴道相连，上端深入到子宫体内，实现了外部阴道系统与内部子宫腔的连接作用。由于宫颈位置重要且隐蔽，当其发生病变时不易察觉，导致了宫颈癌的发病率和死亡率高[32]。

　　宫颈病变是指女性在子宫颈区域发生的各种病变[33]。宫颈病变是由创伤、感染细菌或病毒等原因引起，包括损伤、炎症、肿瘤等。随着病变的不断恶化，宫颈病变逐渐发展为宫颈癌。

　　近年来，经许多生物学和病理学资料证明 HPV（human papilloma viruses）感染是导致宫颈上皮内瘤及宫颈癌的主要原因[34,35]。HPV 是一种无包膜的双链环状 DNA病毒[35]，其感染和病毒增长依赖于表皮角质形成细胞的分化过程[36]。HPV 只在充分分化的鳞状上皮中进行感染和复制。HPV 在宫颈发生病变时，导致宫颈上皮不典型增生，进一步引发宫颈癌。病毒感染周期涉及病毒蛋白在时间和空间上的分离，其过程如图 5-1 所示。

　　由图 5-1 可知，病毒首先感染基底层的上皮细胞。上皮细胞增殖过程主要包括质粒维持、病毒和细胞一起复制两个阶段，使得病毒拷贝数维持在 50～100 个子细胞。当宿主细胞停止分裂时，将开始逐步分化为成熟的角化细胞。在这个过程中，病毒基因组的数目拷贝数达到了数千次。在早期恶性肿瘤中，E6 和 E7 基因调控失效，且细胞中增殖也失去控制。在上面的几层上皮细胞中，所有的病毒基因都得到了表达，包括编码主要(L1)和次要(L2)蛋白的基因，且成千上万的病毒基因组形成了病毒核壳体。从感染到形成传染性病毒的过程，至少需要 3 周的时间。但临床发现，从感染到发生病变的时间是可变的，其范围可能是几个星期，也可能是几个月，这说明病毒能够有效地逃避宿主的免疫机制。

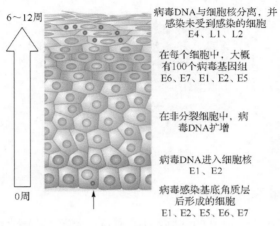

图 5-1　HPV 感染上皮细胞的变化过程

5.2.1　获取宫颈细胞

1. 宫颈取材

由于宫颈位置重要且隐蔽，发生病变不易被察觉，因此也为宫颈细胞取材带来了诸多不便。本节采用宫颈刷作为获取宫颈细胞标本的工具，其中宫颈刷如图 5-2 所示。首先将宫颈刷放在宫颈外口处的鳞状上皮交界处，轻轻旋转一周。然后将宫颈取材结果放入保存液瓶，以便于制备涂片[37]。

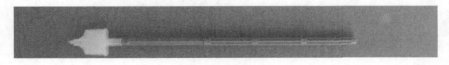

图 5-2　宫颈刷

2. 涂片制备

自从 1943 年由Papanicolaou提出了采用阴道涂片技术诊断宫颈癌后[38]，巴氏涂片成为了最广泛应用的宫颈癌筛查方法。然而传统的巴氏涂片在临床中存在较高的假阴性和假阳性，甚至存在漏诊现象，导致患者失去了就诊的最佳时机[39]。

1996 年 5 月，液基细胞学技术 (Thin-prep) 被美国 FDA (Food and Drug Administration) 正式批准应用于临床检查[40]。目前，最常用的两种液基细胞学技术分别为 Thin-prep 液基薄层细胞学检测(thin-prep cytology test，TCT)和自动细胞学检测(liquid-based cytology test，LCT)。本书所使用的宫颈涂片均采用 TCT 技术将宫颈细胞制备成涂片，然后再采用 Feulgen 染色剂对涂片进行染色。采用上述方法制成的宫颈涂片如图 5-3 所示。

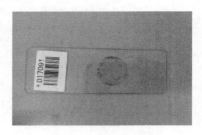

图 5-3　宫颈涂片

5.2.2　宫颈细胞分类

将采用 5.1.1 节方法所得到的细胞涂片，通过高倍显微镜观察并获得宫颈细胞图像，如图 5-4 所示。

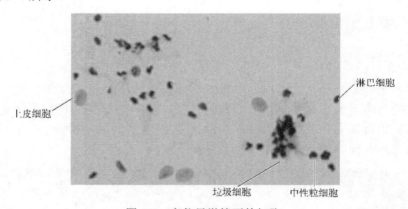

上皮细胞

淋巴细胞

垃圾细胞　　中性粒细胞

图 5-4　高倍显微镜下的细胞

由图 5-4 可知，宫颈取材中不仅含有上皮细胞，也包括了淋巴细胞、中性粒细胞和垃圾细胞。这说明了在宫颈取材时，采集到的组织中，不仅包括宫颈上皮，还包括淋巴和血液等杂质。若仅仅对上皮细胞进行详细分类，而忽略了其他细胞，容易导致上皮细胞识别准确率较低，从而影响医生的进一步判断。针对本节中宫颈取材细胞特点，分为两种分类方法。

1. SMMCFBCCI 分类方法的类别划分

SMMCFBCCI 分类方法的类别划分是将宫颈细胞图像的类别分为两部分，如图 5-5

所示。第一部分是粗分类，即将宫颈取材细胞分为上皮细胞、淋巴细胞、中性粒细胞和垃圾细胞。第二部分是细分类，即将上皮细胞分为异常上皮细胞和正常上皮细胞两类。

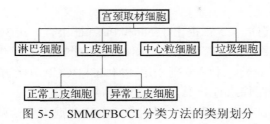

图 5-5　SMMCFBCCI 分类方法的类别划分

2．PMMCFBCCI 分类方法的类别划分

PMMCFBCCI 分类方法的类别划分是直接将宫颈取材细胞划分为正常上皮细胞、异常上皮细胞、淋巴细胞、中性粒细胞及垃圾细胞。其中每类细胞图像的主要特点如表 5-1 所示。

表 5-1　宫颈取材细胞类型及特点

细胞类型	主要特点
正常上皮细胞	细胞核小，呈椭圆形、圆形及舟状
异常上皮细胞	细胞核大，且形态不稳定
淋巴细胞	细胞核大且圆，并且相对于其他细胞颜色深
中性粒细胞	细胞核呈杆状或分叶状
垃圾细胞 （包括重叠细胞、模糊图像和各种不稳定的杂质）	细胞核具有形状不规则且颜色深浅不一的特点

5.2.3　宫颈细胞图像识别方法框架

宫颈细胞图像识别方法用于辅助病理学医生进行诊断，最终目的是识别出宫颈内异常上皮细胞，减轻医生的工作量并降低诊断中存在的假阴性和假阳性。宫颈细胞图像识别方法主要包括以下四个阶段，其流程图如图 5-6 所示。

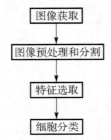

图 5-6　宫颈细胞图像识别方法

第一阶段：图像获取。首先获取宫颈涂片。然后通过高倍显微镜上的 CCD 摄像头获得宫颈细胞图像。

第二阶段：图像预处理及分割。对宫颈细胞图像进行增强、去噪和分割，为下一步特征提取做准备。

第三阶段：特征选取。本章提出了 NF 和 PF 特征集合，共 36 维宫颈细胞图像特征。其次，采用 ReliefF 算法选取出类别相关性高的 24 维宫颈细胞图像特征。

第四阶段：细胞分类。本章分别采用 SMMCFBCCI 分类方法和 PMMCFBCCI 分类方法对宫颈细胞图像进行分类。

为实现以上功能，宫颈细胞图像识别方法主要依据于实验硬件和软件两部分。

1. 实验硬件

本章所采用的宫颈细胞图像识别方法的硬件设备如图 3-4 所示。

2. 实验软件

本章所采用的宫颈细胞图像识别方法的软件平台如图 5-7 所示。其中，显示视野是指显示高倍显微镜下的当前视野图像，如图 5-7 中区域①所示。进程显示当前扫描状态，即扫描的视野总数、细胞种类、数量、位置等信息，如图 5-7 中区域②所示。视野观察是用于按组别显示细胞、镜下追踪、对细胞排序等操作，如图 5-7 中区域③所示。平台控制是采用控制遥杆进行 *XYZ* 轴移动，如图 5-7 中区域④所示。直方图用于表达了 DNA 含量和数量的关系，如图 5-7 中区域⑤和如图 5-8(a) 所示。散点图用于表达了 DNA 含量与面积的关系，如图 5-7 中区域⑥和如图 5-8(b) 所示。

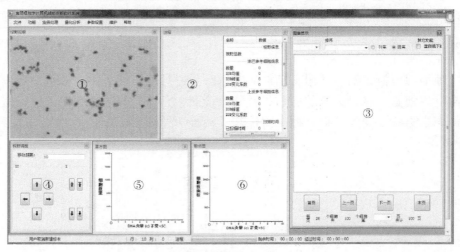

图 5-7　实验软件平台

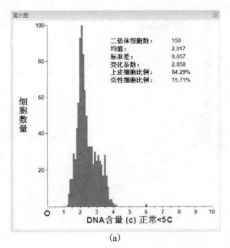
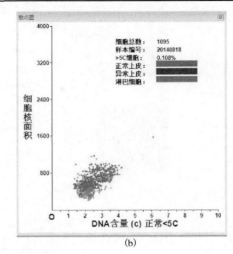

图 5-8　直方图和散点图

5.3　宫颈细胞图像预处理及分割方法

宫颈细胞图像预处理技术是一项通过各种预处理算法获得高质量图像的技术，包括图像增强和滤波两部分[41]。本节采用图像增强和滤波方法，对宫颈细胞图像进行预处理，提高图像质量且进一步提高识别准确率。

宫颈细胞图像分割是将宫颈细胞图像分割为图像背景和细胞核区域的技术。对宫颈细胞进行定量分析和识别时，图像分割结果直接决定了识别准确率。

5.3.1　图像增强方法

宫颈细胞图像增强是指按照宫颈细胞图像的某些特定需求来突出宫颈细胞图像中的某些部分，同时减弱或消除某些不需要的信息。因此能够获取和加强有用信息，进一步得到含有更多细节信息的宫颈细胞图像。最终目的是使增强后的图像在某些方面，比原始图像更适用，如边缘信息增强、对比改善、图像轮廓增强等等。

灰度直方图用于描述图像中某灰度级的像素数目。其横轴表示灰度级，纵轴表示该灰度级出现的频率。从图像的灰度直方图外观，可以推断出以下几点：

（1）在黑暗图像中，图像直方图中的灰度级将会集中在数值低的一端，如图 5-9所示。图 5-9（a）为黑暗图像，（b）为（a）的直方图；

（2）在均匀明亮图像中，图像直方图中的灰度级将会聚集在数值高的一端，如图 5-10 所示。图 5-10（a）为均匀明亮图像，（b）为（a）的直方图；

（3）在对比图像中，图像直方图中的灰度级将会均匀分布，如图 5-11 所示。其中图 5-11（a）为对比图像，（b）为（a）的直方图。

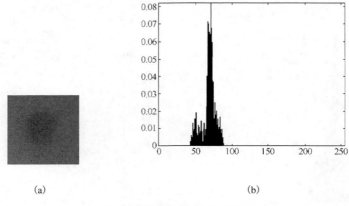

(a)   (b)

图 5-9　黑暗图像及其直方图

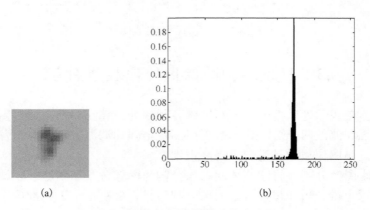

(a)   (b)

图 5-10　均匀明亮图像及其直方图

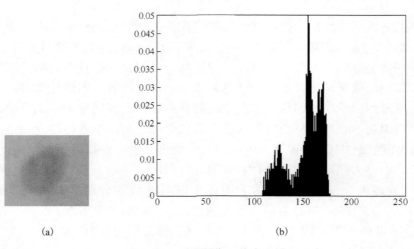

(a)   (b)

图 5-11　对比图像及其直方图

当宫颈细胞图像的灰度直方图类似于均匀分布时，图像灰度级的离散性最高，图像所含有的信息量最大，说明图像最丰富。对于对比度差的图像，可通过分散其直方图的方式增强对比度。其中，直方图均衡化是一种完全自动的方法。

1. 直方图均衡化

直方图均衡化(histogram equalization，HE)是一种简单且常用的图像增强方法[42]。假定图像灰度级是独立同分布的随机变量且图像中含有每一个灰度级。直方图均衡化利用灰度级累计分布函数理论将每一个灰度级进行变换，使得变换后的灰度级服从均匀分布。直方图均衡化的中心思想：将原始宫颈细胞图像的灰度直方图从比较集中的某个灰度区间内变为在全部灰度范围内的均匀分布[43,44]。

假设宫颈细胞图像含有 L 个灰度级，且第 i 个灰度级出现的次数为 n_i，图像灰度级总数目为 n（$n = n_0 + n_1 + \cdots + n_{L-1}$）。为了得到对比度更好的图像，需要对每一个灰度级采用累计分布函数理论进行转换，例如，第 i 个灰度级的数目需要转变为与 $(n_0 + n_1 + \cdots + n_i)(L-1)/n$ 最接近的整数。

算法：直方图均衡化算法

输入：宫颈细胞原始图像

输出：直方图均衡化之后的宫颈细胞图像

1　列出原始图像的灰度级 f_i $(i = 0,1,2,\cdots,L-1)$，其中，L 为原始图像所含有的灰度级数目

2　统计各灰度级的数目 n_i $(i = 0,1,2,\cdots,L-1)$，其中，$n = n_0 + n_1 + \cdots + n_{L-1}$

3　计算原始图像直方图中各灰度级的频率 $P_f(f_i) = n_i/n$ $(i = 0,1,2,\cdots,L-1)$，其中，n 为原始图像的总像素数目

4　计算累计分布函数 $C(f) = \sum_{j=0}^{k} P_f(f_i)$ $(i = 0,1,2,\cdots,L-1)$

5　应用 $g_j = \text{INT}[(g_{\max} - g_{\min})C(f) + g_{\min} + 0.5]$ $(j = 0,1,\cdots,k,\cdots,P-1)$ 计算映射后图像的灰度级。其中，P 是映射后图像灰度级数目，INT 是取整符号

6　统计映射后各灰度级数目 n_j $(j = 0,1,\cdots,k,\cdots,P-1)$

7　计算映射后图像直方图 $P_g(g_j) = \dfrac{n_j}{n}$ $(j = 0,1,\cdots,k,\cdots,P-1)$

8　根据 f_i 和 g_j 的映射关系得到直方图近似为均匀分布的输出图像

直方图均衡化采用累计分布函数理论调整图像直方图，使得各灰度级比例均衡。但是直方图均衡化并没考虑到图像内容，只是简单地对图像所有像素点进行相同的处理，而忽略了图像的局部特征。这就导致了经过直方图均衡化算法处理过的图像的某些细节信息丢失，对图像的滤波及分割处理产生影响。

2. 限制对比度自适应直方图均衡化

限制对比度自适应直方图均衡化(contrast limited adaptive histogram equalization, CLAHE)是由 Pizer 等在 1987 年提出的[45]，通过限制局部直方图的最大值的方式进一步限制宫颈细胞图像的对比度[46,47]。

CLAHE 算法首先将宫颈细胞图像划分为多个子块图像，然后对每个子块图像选择剪切阈值并进行直方图"剪切"，如图 5-12 所示。再对每个子块图像进行直方图均衡化，最后采用差值运算合并相邻子块图像。

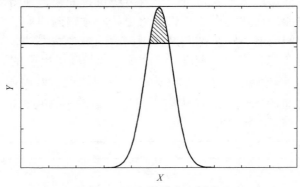

图 5-12　子块图像直方图剪切

在 CLAHE 算法中，为了限制直方图均衡化之后对比度增强幅度，通过剪切直方图的方式，限制直方图的高度[48]。对于宫颈细胞图像子块的直方图 $h(x)$，其中，x 表示图像的灰度级，取值范围为 $[0, L-1]$，L 表示可能出现的灰度级。每个宫颈细胞子块图像的剪切阈值为

$$\text{ClipThreshold} = \frac{M}{L} + \frac{M - M/L}{\text{Value of CE}} \tag{5-1}$$

其中，M 表示每个宫颈细胞图像子块所含有的像素数目，Value of CE 表示对比度增强值，代表了对比度增强的幅度。

在消除相邻子块图像的人为边界时，本章选用双线性差值方法[49]。双线性差值算法根据需要处理的原始图像像素点周围的四个邻近像素点的灰度值，通过两次差值运算得到该像素点处理后的灰度值，如图 5-13 所示。

双线性差值算法首先沿水平方向进行第一次差值运算[50]，即两次线性差值。第一次线性差值是根据 $f(x, y)$、$f(x+1, y)$ 差值计算 $f(x_0, y)$。第二次线性差值是根据 $f(x_0, y+1)$、$f(x+1, y)$ 差值计算 $f(x_0, y+1)$。

$$f(x_0, y) = f(x, y) + \alpha[f(x+1, y) - f(x, y)] \tag{5-2}$$

$$f(x_0, y+1) = f(x, y+1) + \alpha[f(x+1, y+1) - f(x, y+1)] \tag{5-3}$$

其中，$\alpha = x_0 - x$。

然后再由 $f(x_0, y)$ 和 $f(x_0, y+1)$ 沿垂直方向进行第二次差值运算，其计算式为

$$f(x_0, y_0) = f(x_0, y) + \beta[f(x_0, y+1) - f(x_0, y)] \tag{5-4}$$

其中，$\beta = y_0 - y$。

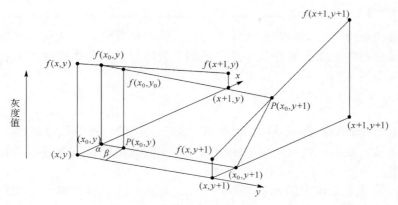

图 5-13　双线性差值

5.3.2　宫颈细胞图像滤波方法

本节将均值滤波、中值滤波、高斯滤波的原理及处理效果进行比较。结合宫颈细胞图像的特点，本节将高斯滤波器作为宫颈细胞图像识别方法中的滤波方法。

1. 均值滤波

均值滤波器（mean filter，MF）是一种简单高效的线性平滑滤波器[51]。均值滤波算法中心思想：将宫颈细胞图像中几个像素的灰度值的平均值来代替某一个像素的灰度值。

对于一幅大小为 $M \times N$ 的宫颈细胞图像 $f(x, y)$，某像素点 (x, y) 在邻域 S 中含有 n 个像素点，均值滤波处理后的图像 $g(x, y)$ 的计算式如下：

$$g(x, y) = \frac{1}{n} \sum_{(i,j) \in S} f(i, j) \tag{5-5}$$

其中，$0 < i < M$，$0 < j < N$。

算法：均值滤波算法	
输入：宫颈细胞图像 $f(x, y)$	
输出：均值滤波处理后的宫颈细胞图像	
1　选择一个大小为 $(2n+1) \times (2n+1)$ 的窗口 W	
2　**For** 宫颈细胞图像像素点 (x, y)	
3　　找到该像素点的邻域 S	

4	根据 $g(x,y)=\dfrac{1}{n}\displaystyle\sum_{(i,j)\in S}f(i,j)$ ，计算该像素点的灰度值
5	用该点的灰度值代替邻域 S 中各点的值
6	**Endfor**

均值滤波采用算法平均的方法计算处理图像的灰度值。算法简单高效，但是在去噪的同时宫颈细胞图像的细节信息也受到了破坏，使得图像模糊，不利于下一步的宫颈细胞图像分割。

2. 中值滤波

中值滤波(median filter)是 1971 年由 Tukey 提出的一种非线性滤波方法[52]。中值滤波算法基本原理：将宫颈细胞图像中某一点的数值用该点邻域中所有像素点的中值来代替。

对于宫颈细胞图像中的某一维数组 $\{x_1,x_2,x_3,\cdots,x_n\}$。首先将一位数组中的 n 个数从小到大进行排序，得到序列为 $\{x_{i1},x_{i2},x_{i3},\cdots,x_{in}\}$ 且 $x_{i1}\leqslant x_{i2}\leqslant x_{i3}\leqslant\cdots\leqslant x_{in}$。然后计算该序列中的中值，即

$$y=\mathrm{med}\{x_1,x_2,x_3,\cdots,x_n\}=\begin{cases}x_{i\frac{(n+1)}{2}}, & n\text{为奇数}\\[2mm]\dfrac{1}{2}\left[x_{i\frac{(n+1)}{2}}+x_{i\left(\frac{n}{2}+1\right)}\right], & n\text{为偶数}\end{cases} \tag{5-6}$$

中值滤波对长尾噪声和脉冲噪声效果较好，对随机噪声效果较差。复杂的宫颈细胞图像中含有一些边界线、边角，经过中值滤波之后，会变得模糊，不利于下一步的宫颈细胞图像分割。

3. 高斯滤波

高斯滤波(Gaussian filter)是一种线性平滑滤波方法，并在图像处理和计算机视觉中得到了深入研究[53]。与其他平滑算法相同之处在于，高斯滤波算法仍然利用了邻域平均的思想[54]；不同之处在于，高斯滤波算法采用了加权平均的方法。高斯滤波算法对不同位置的宫颈细胞图像赋予不同的权值，其中权值是根据高斯函数的形状决定的。

宫颈细胞图像属于二维图像，本章所采用的均值为零的高斯函数的计算式为

$$G(x,y)=\frac{1}{\sqrt{2\pi}\sigma}\exp\left(-\frac{x^2+y^2}{2\sigma^2}\right) \tag{5-7}$$

其中，x 和 y 分别代表宫颈细胞像素点 (x,y) 的横坐标值和纵坐标值。σ 代表高斯分布的标准差。

算法：高斯滤波算法	
输入： 宫颈细胞图像 $f(x, y)$	
输出： 高斯滤波处理后的宫颈细胞图像	
1	选择一个大小为 $(2n+1)\times(2n+1)$ 的窗口 W
2	**For** 宫颈细胞图像像素点 (x, y)
3	找到该像素点的邻域 S
4	根据 $G(x, y) = \dfrac{1}{\sqrt{2\pi}\sigma}\exp\left(-\dfrac{x^2 + y^2}{2\sigma^2}\right)$ ，对邻域 S 中的所有像素点的不同位置赋予不同的权值
5	计算邻域 S 中像素点的灰度值与权值的乘积和的平均值，作为像素点 (x, y) 的灰度值
6	**Endfor**

根据高斯滤波算法的权重公式可知，为了突出邻域 S 中心像素点的重要性，引入了邻域不同位置权值不同的高斯加权函数。从高斯加权函数可以得出，距离邻域 S 中心像素点越近，加权系数越大，对高斯滤波后中心像素点灰度值的计算贡献越大；距离邻域 S 中心像素点越远，加权系数越小，对高斯滤波后中心像素点灰度值的计算贡献越小。

5.3.3　宫颈细胞图像分割方法

图像分割是将宫颈细胞图像分割为若干个具有独特性质的特定区域，并通过这些特定的区域提取出感兴趣目标区域的过程[55]。本章中所采用的宫颈细胞识别方法是对细胞核区域的相关特征进行分析与识别，为此在宫颈细胞图像的分割阶段中只需将细胞核区域与其他区域进行分割即可。

1. OTSU 算法

OTSU 算法是 1979 年由日本学者 Otsu 提出的一种全局阈值算法，又被称为大津法、最大类间方差法[56]。OTSU 算法中心思想：选择出某一阈值，将宫颈细胞图像分为前景和背景两部分，且使得前景和背景之间的类间方差为最大或者类内方差最小。

对于宫颈细胞图像，前景是细胞核区域，背景为除细胞核区域外的其他区域。假设前景和背景分别为类 1 和类 2。对于一幅有 L 个灰度级的宫颈细胞图像 $f(x, y)$ ，总像素点数目的计算式为

$$N = \sum_{i=1}^{L} N_i \tag{5-8}$$

其中，N_i 表示第 i 级像素点的数目，且第 i 级像素点的灰度级频率为 $P_i = N_i / N$。

算法：OTSU 算法	
输入：宫颈细胞图像 $f(x,y)$	
输出：阈值 Threshold	
1　$\sigma^2 = 0$，　Threshold $= 0$ //初始化类间方差和阈值	
2　**For** t=0 to 255	
3　　计算前景和背景的类间方差 σ_t^2	
4　　**If** ($\sigma_t^2 > \sigma^2$)	
5　　　　$\sigma^2 = \sigma_t^2$，　Threshold $= t$	
6　　**Endif**	
7　**Endfor**	

宫颈细胞图像总平均灰度值如式(5-9)所示。类 1 和类 2 的平均灰度值分别如式(5-10)和式(5-11)所示。

$$\mu = \sum_{i=1}^{L} i P_i \tag{5-9}$$

$$\mu_1(t) = \sum_{i=1}^{t} i P_i \tag{5-10}$$

$$\mu_2(t) = \mu - \mu_1(t) \tag{5-11}$$

其中，t 为选择的某一个阈值。类 1 和类 2 的面积计算分别如式(5-12)和式(5-13)所示。令 $\mu_1 = \mu_1(t)/w_1$，$\mu_2 = \mu_2(t)/w_2$，则类间方差计算如式(5-14)所示。

$$w_1 = \sum_{i=0}^{t} P_i \tag{5-12}$$

$$w_2 = \sum_{i=t+1}^{L} P_i = 1 - w_1 \tag{5-13}$$

$$\sigma^2 = w_1 (\mu_1 - \mu)^2 + w_2 (\mu_2 - \mu)^2 \tag{5-14}$$

方差用于描述图像灰度分布均匀性的度量，方差越大，则均匀性越差，说明图像中前景和背景区域的差别越大。OTSU 算法在[0,255]区间内选择出一个阈值使得前景和背景之间的类间方差最大。但是采用 OTSU 算法对灰度级不连续的图像进行分割时，存在所得到的阈值不能较好地收敛到全局最优的问题。本章中的宫颈细胞图像存在图像中灰度级不连续的现象，若采用 OTSU 算法并不能得到全局最优的阈值，导致宫颈细胞图像的分割效果不好，进一步影响宫颈细胞图像的分类。

2. k-means 算法

k-means 算法是 MacQueen 在 1967 年提出的一种基于欧氏距离的聚类算法[57]。k-means 算法的中心思想：将宫颈细胞图像分为 k 个簇，使得簇内具有较高的相似度，而簇间具有较低的相似度[58]。

基于 k-means 聚类的分割算法，将宫颈细胞图像分为细胞核和除细胞核以外的区域，因此本节只需考虑两类聚类的情况，即 $k = 2$。在 n 维空间中的宫颈细胞图像样本，首先随机选取 2 个样本作为初始的聚类中心，其次计算每个样本到聚类中心的欧氏距离，并将该样本归于距离其最近的聚类中心。对于两个宫颈细胞样本 $x = \{x_1, x_2, \cdots, x_n\}$ 和 $y = \{y_1, y_2, \cdots, y_n\}$，其欧氏距离 $d(x, y)$ 的计算式为

$$d(x, y) = \sqrt{\sum_{i=1}^{n} (x_i - y_i)^2} \tag{5-15}$$

然后重新计算每个新聚类的聚类中心，即对产生的每个新聚类计算其所有像素点的均值作为该聚类的新聚类中心。不断重复这一过程，直到准则函数收敛为止。本章所采用的准则函数为平方误差[59]，其计算式为

$$E = \sum_{i=1}^{2} \sum_{p \in X_i} \|p - m_i\|^2 \tag{5-16}$$

其中，p 表示 n 维空间中每一个宫颈细胞样本，m_i 表示聚类 X_i 的均值。

算法：k-means 聚类分割算法
输入：宫颈细胞图像
输出：分割后的细胞核区域和除细胞核以外的其他区域
1　从宫颈细胞图像中随机选取 2 个样本作为初始的聚类中心
2　**For** 每个宫颈细胞样本
3　　　　计算其到每个聚类中心的距离，并将其归于距离最近的类别中
4　**Endfor**
5　计算原始聚类中所有像素点的均值，作为新聚类的聚类中心
6　若新聚类中心与上一次计算得到的聚类中心一致，算法结束 　　否则，返回步骤 2 并继续执行操作，直至满足终止条件

5.3.4　实验与分析

1. 图像增强方法的实验结果及分析

图 5-14(a)为宫颈细胞图像，图 5-14(b)为图 5-14(a)的直方图。从图 5-14(b)可知，在进行图像增强之前的图像直方图集中在[100,200]之间，图像灰度级的离散性较差，说明了图像所含有的信息量较少。

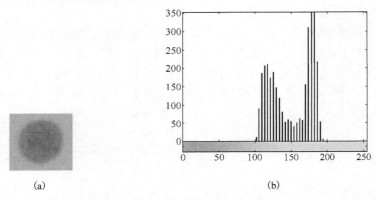

(a)　　　　　　　　　　　　　　　　(b)

图 5-14　原始图像及其直方图

图 5-15(a)为对图 5-14(a)进行直方图均衡化后的宫颈细胞图像，图 5-15(b)为其直方图。从图 5-15(b)可知，直方图均衡化后的图像的灰度直方图在[0,255]之间均匀分布,图像灰度级的离散性较高,说明图像所含有的信息量较大。但是从图 5-15(a)可知，直方图均衡化之后的图像边缘信息较为模糊,不利于下一步的宫颈细胞图像分割。

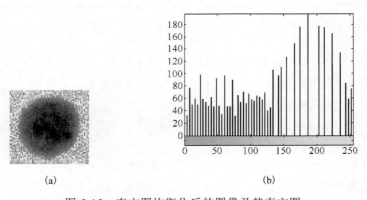

(a)　　　　　　　　　　　　　　　　(b)

图 5-15　直方图均衡化后的图像及其直方图

图 5-16(a)为对图 5-14(a)进行限制对比度自适应直方图均衡化后的宫颈细胞图

像，图 5-16(b) 为图 5-16(b) 的直方图。从图 5-16(b) 可知，限制对比度自适应直方图均衡化后的图像的灰度直方图呈均匀分布，说明图像所含有的信息量最大。从图 5-16(a) 可知，直方图均衡化之后的图像边缘信息，相对于图 5-15(a)，较为清晰。因此本章选用限制对比度自适应直方图均衡化作为宫颈细胞图像识别方法中的图像增强方法。

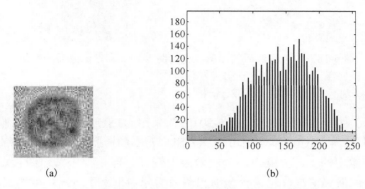

(a)   (b)

图 5-16 限制对比度自适应直方图均衡化后的图像及其直方图

2. 图像滤波方法的实验结果及分析

图 5-17(a) 为宫颈细胞图像。由于高清数码摄像机分辨率有限，导致图中出现了亮斑。采用 3×3 均值滤波算法对宫颈细胞图像进行滤波效果图如图 5-17(b) 所示。采用均值滤波算法处理后的图像变得模糊，使得图像中的亮斑消失。但是图像中的某些细节信息，如细胞核边界等，也随之变得模糊。

采用 5×5 中值滤波算法对宫颈细胞图像进行滤波效果图如图 5-18 所示。相对于图 5-17(a)，图 5-18 中细节信息较为明显。说明了中值滤波算法在降低图像噪声的同时，使图像某些细节信息变得清晰。

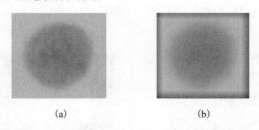

(a)   (b)

图 5-17 宫颈细胞图像及均值滤波后的图像

采用 $\sigma = 2.8$，$\mu = 0$ 的高斯滤波算法对宫颈细胞图像进行滤波效果图如图 5-19 所示。通过与图 5-17(b) 和图 5-18 比较可知，高斯滤波算法不仅能够降低图像中的高斯噪声及其他噪声的干扰，而且能够较好的保存图像中的边缘信息，为下一步的宫颈细胞图像分割做准备。因此本章选用高斯滤波算法作为宫颈细胞图像识别方法中的滤波方法。

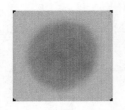 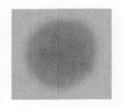

图 5-18　中值滤波后的图像　　　图 5-19　高斯滤波后的图像

3. 图像分割方法的实验结果及分析

图 5-20(a)为宫颈细胞图像，图 5-20(b)为采用 OTSU 算法将宫颈细胞图像分为前景和背景两部分。从上述两幅图中可知，OTSU 算法考虑了宫颈细胞图像的局部空间信息，抑制了图像中的一部分噪声，分割效果也较好。但是其未考虑像素点与周围邻域内像素灰度值的偏离情况，也为宫颈细胞图像的分割带来了一定程度的误差。

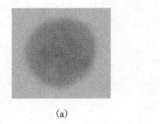 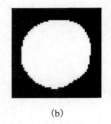

(a)　　　　　　　　　　　(b)

图 5-20　使用 OTSU 算法前后的对比图

图 5-21(a)为宫颈细胞图像，图 5-21(b)为采用 k-means 算法对宫颈细胞图像分割后的效果图。通过图 5-21(a)和图 5-21(b)对比可知，k-means 算法不仅分割效果好，而且算法的时间复杂度低，效率高。因此，本章选用 k-means 算法作为宫颈细胞图像识别方法中的分割方法。

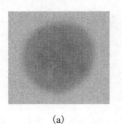 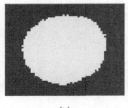

(a)　　　　　　　　　　　(b)

图 5-21　使用 k-means 算法前后的对比图

5.4　图像特征提取与选择

通过宫颈细胞图像预处理及分割操作之后，得到单个的细胞图像。对得到的宫颈细胞，究竟如何充分提取细胞图像特征及如何选择类别相关性高的特征成为了本节的主要内容。本章结合宫颈细胞特点对宫颈细胞特征进行定量的描述。

5.4.1　宫颈细胞图像特征提取

根据 5.1.2 节中宫颈细胞特点，定义特征集合如下：

$$F = \{\text{NF}, \text{PF}\} \tag{5-17}$$

其中，NF（normal feature）是根据宫颈细胞病理特征定义的常规特征集合；PF（potential feature）是指传统方法中没有考虑到的潜在特征集合。

虽然 NF 能够描述细胞图像的部分特征，但是没有考虑到宫颈细胞图像中掺杂的淋巴细胞、中性粒细胞和制片时所产生的气泡等杂质，而且 NF 中有几维有效特征未考虑。为了解决上述问题，本节增加了 PF 特征集合。其中 NF 和 PF 为非空集合，且互不相交。

定义 1：$\text{NF} = \{\text{Feature}_1, \text{Feature}_2, \cdots, \text{Feature}_i\}$

其中，Feature_i 是指第 i 维特征。NF 集合中的每一维特征的定义见 5.4.2 节。

定义 2：$\text{PF} = \{\text{Feature}_i, \text{Feature}_{i+1}, \cdots, \text{Feature}_n\}$

其中，Feature_n 是指第 $n-i+1$ 维特征。PF 集合中的每一维特征的定义见 5.4.3 节。

5.4.2　NF 特征集合

1. 形态特征

F_1 是细胞核的面积（Area），表示细胞核区域内的像素之和[26]，其定义为

$$\text{Area} = \sum_{x,y} O(x, y) \tag{5-18}$$

其中，$O(x, y)$ 是指在二值图像中细胞核区域内点 (x, y) 像素值。

F_2 是圆形度（Circularity），表示细胞核与圆形的偏离程度[60]，其定义如式（5-19）所示。在面积相同的情况下，宫颈细胞图像边界区域光滑且为圆形，则其圆形度为 1。细胞区域形状越偏离圆形，则圆形度越小。圆形度的定义为

$$\text{Circularity} = \frac{\text{perimeter}^2}{4\pi \times \text{Area}} \tag{5-19}$$

F_3 是圆度（Roundness），是平均距离偏差与平均距离比值和 1 的差值[61]。其中平均距离偏差和平均距离的定义见 5.4.3 节。圆度的定义为

$$\text{Roundness} = 1 - \text{Sigma}/\text{Distance} \tag{5-20}$$

F_4 是凸性(Convexity)，是目标区域的凸包面积与面积的比值，反映了宫颈细胞图像的凹凸程度[62]。凸性的定义为

$$\text{Convexity} = \frac{A_o}{\text{Area}} \tag{5-21}$$

其中，A_o 是目标区域的凸包面积。

F_5 是紧凑度(Compactness)，是细胞图像周长的平方与面积的比值，是细胞图像边界复杂性的度量[62]。如果细胞图像边界粗糙，则紧凑度的数值较小，说明细胞图像紧凑度低。紧凑度反映了宫颈细胞图像边缘的粗糙程度，其定义为

$$\text{Compactness} = \frac{\text{Perimeter}^2}{\text{Area}} \tag{5-22}$$

F_6 是等效半径(ContLength)，是指与宫颈细胞图像面积相等的圆形半径[62]，其定义为

$$\text{ContLength} = \max(\sqrt{(x_a - I_a)^2 + (y_a - I_b)^2}) \tag{5-23}$$

F_7 是等效直径(Diameter)，是指与宫颈细胞图像体积相同的球形直径[30,63]，其定义为

$$\text{Diameter} = \frac{\text{Perimeter}}{\pi} \tag{5-24}$$

F_8 是矩形度(Rectangularity)，表示宫颈细胞图像与矩形的偏离程度[64,65]。当细胞图像为矩形时，矩形度取最大值为 1。矩形度的定义为

$$\text{Rectangularity} = \frac{\text{Area}}{\text{Width} \times \text{Length}} \tag{5-25}$$

其中，Width 和 Length 分别代表细胞图像区域外界矩形的宽度和长度，定义见 5.4.3 节。

F_9 是偏心率(Eccentricity)，是指宫颈细胞中长轴与短轴的比值，反映了宫颈细胞图像的紧凑性[30]。当偏心率值越小时，说明宫颈细胞与圆形越相似；反之，则与圆形越不相似。偏心率的定义为

$$\text{Eccentricity} = \frac{R_a}{R_b} \tag{5-26}$$

质心是宫颈细胞的质量中心[66]。通过计算细胞边界上各点坐标的平均值，可以得到宫颈细胞图像的质心坐标(I_a, I_b)。其中，I_a 和 I_b 是 F_{10} 和 F_{11}，分别代表细胞核质心坐标的 x 轴和 y 轴，定义分别为

$$I_a = h + \sqrt{h^2 - M_{20} \cdot M_{02} + M_{11}^2} \tag{5-27}$$

$$I_b = h - \sqrt{h^2 - M_{20} \cdot M_{02} + M_{11}^2} \tag{5-28}$$

其中，$h = M_{20} + M_{02}/2$。

F_{12} 是结构因子(StructureFactor)，是图像偏心率与膨松度乘积和 1 的差值[67]。其中，膨松度的定义见 5.4.3 节。根据偏心率的定义可知，其取值范围为 0～1。宫颈细胞图像的膨松度越大，结构因子越小。结构因子的定义为

$$\text{StructureFactor} = \text{Eccentricity} \times \text{Bulkiness} - 1 \tag{5-29}$$

2. 纹理特征

F_{13} 是灰度均值(Mean)，是宫颈细胞图像中所有像素点的灰度值之和与总像素点数目的比值[68]，反映了宫颈细胞图像像素值的平均水平，其定义为

$$\text{Mean} = \frac{\sum_{x,y} P(x,y)}{\text{Num}} \tag{5-30}$$

F_{14} 是灰度偏差(Deviation)，是宫颈细胞图像灰度值的偏差[68]，反映了宫颈细胞图像灰度值与均值的偏离程度，其定义为

$$\text{Deviation} = \sqrt{\frac{\sum_{x,y} (P(x,y) - \text{Mean})^2}{\text{Num}}} \tag{5-31}$$

F_{15} 是能量(Energy)，又被称为角二阶矩，是宫颈细胞图像中所有像素点灰度值的平方和[38]，反映了宫颈细胞图像灰度分布的均匀程度和纹理的粗糙程度，其定义为

$$\text{Energy} = \sum_{x,y} P(x,y)^2 \tag{5-32}$$

F_{16} 是相关性(Correlation)，是用于描述宫颈细胞图像中行(或列)元素之间的灰度相似程度[30]，其定义为

$$\text{Correlation} = \sum_{x,y} \frac{(x - \mu_x)(y - \mu_y)P(x,y)}{\sigma_x \sigma_y} \tag{5-33}$$

其中，μ_x、μ_y、σ_x、σ_y 分别是 $P_x(i) = \sum_k P_x(i,k)$ 和 $P_y(j) = \sum_k P_y(k,j)$ 的均值和方差。

F_{17} 是同质性(Homogeneity)，是所有像素点 (x,y) 灰度值与该点 x、y 轴坐标差值加 1 的比值和[69]，反映了宫颈细胞图像中各像素之间的纹理一致性，其定义为

$$\text{Homogeneity} = \sum_{x,y} \frac{P(x,y)}{1 + |x - y|} \tag{5-34}$$

F_{18} 是对比度(Contrast)，是所有像素点 (x,y) 灰度值与该点 x、y 轴坐标差值平方的和[63,69]，反映了宫颈细胞图像的清晰程度和纹理沟纹的深浅程度，其定义为

$$\text{Contrast} = \sum_{x,y} |x - y|^2 P(x,y) \tag{5-35}$$

F_{19} 是熵(Entropy)，是宫颈细胞图像中含有信息量的度量[68]。若宫颈细胞图像中没有任何纹理，则熵值接近于零；若宫颈细胞图像中纹理越多，则熵值越大。其定义为

$$Entropy = \sum_{x,y} P(x,y)\log P(x,y) \tag{5-36}$$

F_{20} 是最大灰度值（Max），是指宫颈细胞图像像素点的灰度值的最大值[68]，反映了宫颈细胞图像的灰度特性，其定义为

$$Max = \max(P(x,y)) \tag{5-37}$$

F_{21} 是最小灰度值（Min），是指宫颈细胞图像像素点的灰度值的最小值[68]，反映了宫颈细胞图像的灰度特性，其定义为

$$Min = \min(P(x,y)) \tag{5-38}$$

F_{22} 是最大灰度值和最小灰度值的差值（Range），是指宫颈细胞图像像素点的灰度值的最大值与最小值的差值[68]，其定义为

$$Range = Max - Min \tag{5-39}$$

5.4.3　PF 特征集合

1. 形态特征

F_{23} 是多边形的边数（Sides），可用于近似地估计细胞核的圆度。多边形的边数越多，则细胞核的圆度值越大。本章用 Sides 来表示多边形的边数，其定义为

$$Sides = 1.4111 \times (Distance/Sigma)^{0.4724} \tag{5-40}$$

F_{24} 是多边形内切圆半径（Radius），是宫颈细胞图像面积的 2 倍与周长的比值，其定义为

$$Radius = \frac{2 \times Area}{Perimeter} \tag{5-41}$$

F_{25} 是多边形的膨松度（Bulkiness），是宫颈细胞图像所在椭圆长轴、短轴及 π 的乘积与细胞面积的比值，其定义为

$$Bulkiness = \frac{\pi \times R_a \times R_b}{Area} \tag{5-42}$$

二阶矩又被称为惯性矩，用于确定图像的方向。图像的方向常用于描述如何确定图像位于字段的视图或主轴的方向。

F_{26} 是 M_{11}，代表了主轴的惯量，其定义如式（5-43）所示。F_{27} 和 F_{28} 是 M_{20} 和 M_{02}，分别表示宫颈细胞图像在 x 轴和 y 轴的惯量，其定义如式（5-44）和式（5-45）所示。

$$M_{11} = sum((I_a - x_a)(I_b - y_a)) \tag{5-43}$$

$$M_{20} = sum(I_a - x_a)^2 \tag{5-44}$$

$$M_{02} = sum(I_b - y_a)^2 \tag{5-45}$$

F_{29} 和 F_{30} 是最小外界矩形的宽度和长度，反映了图像中细胞区域的宽度和长度，其定义为

$$\text{Width} = \max(x_a - x_b) \tag{5-46}$$

$$\text{Length} = \max(y_a - y_b) \tag{5-47}$$

几何不变矩是代数不变量理论的应用，基于其鉴别性和鲁棒性高的特点，被广泛应用到模式识别领域。由于生成的特征具有旋转、平移、转换 (rotation scale translation，RST) 不变性，故将该技术应用到图像特征提取，其已成功应用到飞机识别、雷达识别、智能交通等领域。

MM_{20} 和 MM_{02} 是 F_{31} 和 F_{32}，分别表示图像惯量在 x 轴和 y 轴的平均值，其定义如式 (5-48) 和式 (5-49) 所示。MM_{11} 是 F_{33}，表示归一化的中心矩，其定义如式 (5-50) 所示。

$$MM_{11} = \frac{\text{sum}((I_a - x_a)(I_b - y_a))}{\text{Area}^2} \tag{5-48}$$

$$MM_{20} = \frac{\text{sum}(I_a - x_a)^2}{\text{Area}^2} \tag{5-49}$$

$$MM_{02} = \frac{\text{sum}(I_b - y_a)^2}{\text{Area}^2} \tag{5-50}$$

F_{34} 是平均距离 (Distance)，即指图像细胞区域上各点到重心坐标的平均距离，其定义为

$$\text{Distance} = \sum_{x,y} \left\| g_0 - g_{(x,y)} \right\| \bigg/ \text{Area} \tag{5-51}$$

F_{35} 是平均距离偏差 (Sigma)，即平均距离的均方差，反映了平均距离的离散程度，其定义为

$$\text{Sigma} = \sqrt{\frac{\sum_{x,y} \left(\left\| g_0 - g_{(x,y)} \right\| - \text{Distance} \right)^2}{\text{Area}}} \tag{5-52}$$

2. 纹理特征

F_{36} 是各向异性 (Anisotropy)，即宫颈细胞图像沿不同的方向，排列周期和疏密程度不同，反映了图像各个方向的纹理特性，其定义为

$$\text{Anisotropy} = \frac{\sum_0^k P(x,y) \log P(x,y)}{\text{Entropy}} \tag{5-53}$$

5.4.4　ReliefF 算法

Relief 算法是由 1992 年 Kira 等提出的，但是只能应用于二分类问题。为了处理不完备和多类分类问题，Kononenko 提出了 ReliefF 算法[70]。

ReliefF 算法是一种依据特征的类别相关性进行特征选择算法。其计算复杂度低，可快速降维，并且具有很高的健壮性[71]。

给定数据集 $D = \{R_1, R_2, \cdots, R_n\}$，类别为 C。ReliefF 算法每次从宫颈细胞样本中随机选取一个样本 R_i，并从 R_i 的同类的样本中找到 k 个近邻样本 H（nearest hit），再从另外的 $C-1$ 类宫颈细胞样本中找到 k 个近邻样本 M（nearest miss），然后按照权重更新公式更新每维特征的权重。重复上述过程 m 次，得到每维特征的权重，并按照特征权重大小进行排序，通过设定阈值来得到最后的特征子集。

ReliefF 算法中 $P(C)$ 表示类别为 C 的样本数与总样本数的比值，其定义如式 (5-54) 所示。$\text{diff}(A, I_1, I_2)$ 表示宫颈细胞图像样本 I_1、I_2 在特征 A 上的距离差，其定义如式 (5-55) 所示。

$$P(C) = \frac{\text{num}(C)}{\text{num}(总样本)} \tag{5-54}$$

$$\text{diff}(A, I_1, I_2) = \begin{cases} |I_1 - I_2|, & A \text{ 是连续的} \\ 0, & A \text{ 是连续的且 } I_1 = I_2 \\ 1, & A \text{ 是连续的且 } I_1 \neq I_2 \end{cases} \tag{5-55}$$

算法：ReliefF 算法
输入：宫颈细胞图像样本集 D 及类别 C
输出：ReliefF 算法选择后的特征

1　　$W[A] = 0.0$　　//初始化权重

2　　**For** $i = 1$ **to** m

3　　　　随机选择一个宫颈细胞样本 R_i

4　　　　在与 R_i 同类别的样本中选择 k 个近邻样本 H_j

5　　**For** each class $C \neq \text{class}(R_i)$

6　　　　选择 k 个近邻样本 M_j

7　　　　**For** $A = 1$ **to** n

8　　　　$W[A] = W[A] - \sum_{j=1}^{k} \text{diff}(A, R_j, H_j) / (m \cdot k) +$

$$\sum_{C \neq \text{class}(R_i)} \left[\frac{P(C)}{1 - P(\text{class}(R_i))} \sum_{j=1}^{k} \text{diff}(A, R_j, H_j(C)) \right] \Big/ (m \cdot k)$$

9　　　　**Endfor**

10　　**Endfor**

11　　**If** $W[A] > \delta$

12　　　　保留该维特征

13　**Endif**

ReliefF 算法中，类别相关性高的特征使得同类别的样本互相靠近，不同类别的样本互相远离。对于某维特征 A，如果同一类别的两个样本距离 $\mathrm{diff}(A, R_i, H_j)$ 越小或者不同类别的两个样本距离 $\mathrm{diff}(A, R_i, M_j)$ 越大，则该维特征类别相关性高，说明该维特征分类贡献高。

5.4.5 实验与分析

由 5.3.1 节可知，本章提取的宫颈细胞图像特征共 36 维，如表 5-2 所示。其中，NF 特征集合共 22 维常规特征，包括面积（Area）、圆形度（Circularity）、圆度（Roundness）、凸性（Convexity）、紧凑度（Compactness）、等效半径（ContLength）、等效直径（Diameter）、矩形度（Rectangularity）、偏心率（Eccentricity）、质心坐标的 x 轴（I_a）、质心坐标的 y 轴（I_b）、结构因子（StructureFactor）、灰度均值（Mean）、灰度偏差（Deviation）、能量（Energy）、相关性（Correlation）、同质性（Homogeneity）、对比度（Contrast）、熵（Entropy）、最大灰度值（Max）、最小灰度值（Min）、最大灰度值和最小灰度值的差值（Range）。PF 特征集合共 14 维，包括多边形的边数（Sides）、多边形内切圆半径（Radius）、多边形的膨松度（Bulkiness）、主轴的惯量（M_{11}）、图像 x 轴惯量（M_{20}）、图像 y 轴惯量（M_{02}）、最小外界矩形的宽度（Width）、最小外界矩形的长度（Length）、图像惯量 x 轴平均值（MM_{20}）、图像惯量 y 轴平均值（MM_{02}）、归一化的中心矩（MM_{11}）、平均距离（Distance）、平均距离偏差（Sigma）、各向异性（Anisotropy）。

表 5-2 宫颈细胞图像特征

特征编号	细胞类型	上皮细胞		淋巴细胞	中心粒细胞	垃圾细胞
	细胞图像 特征	异常上皮细胞	正常上皮细胞			
F_1	Area	4390	741	452	292	281
F_2	Circularity	0.784	0.744	0.831	0.870	0.648
F_3	Roundness	0.898	0.916	0.941	0.821	0.656
F_4	Convexity	0.653	0.932	0.973	0.921	0.793
F_5	Compactness	1.946	1.543	1.094	1.231	2.127
F_6	ContLength	324	119.882	63.355	65.941	135.297
F_7	Diameter	114.551	34.482	20.025	22.204	40.262
F_8	Rectangularity	0.784	0.799	0.807	0.769	0.562
F_9	Eccentricity	1.004	1.226	1.035	1.366	1
F_{10}	I_a	378869.549	57505.859	7251.884	8997.318	63878.814
F_{11}	I_b	367758.389	35860.4	6390.596	4850.625	36870.602
F_{12}	StructureFactor	0.335	0.234	0.069	0.432	0.711
F_{13}	Mean	0.501	0.476	0.335	0.288	0.345
F_{14}	Deviation	18.055	1.305	0.128	0.134	0.134

特征编号	细胞类型	上皮细胞		淋巴细胞	中心粒细胞	垃圾细胞
		异常上皮细胞	正常上皮细胞			
	细胞图像特征					
F_{15}	Energy	0.022	0.029	0.008	0.006	0.004
F_{16}	Correlation	0.965	0.906	0.889	0.865	0.909
F_{17}	Homogeneity	0.618	0.611	0.331	0.292	0.237
F_{18}	Contrast	1.521	1.923	16.301	21.950	14.038
F_{19}	Entropy	5.841	5.504	6.426	6.519	6.764
F_{20}	Max	150	150	143	139	145
F_{21}	Min	64.0	83	42	32	40
F_{22}	Range	86	67	101	107	105
F_{23}	Sides	5903.832	−9384.184	5.374	3.182	2.335
F_{24}	Radius	15.5	13.2	10.649	11.822	21.041
F_{25}	Bulkiness	1.016	1.0034	1.003	1.051	1.299
F_{26}	M_{11}	13056.8	8993.36	208.631	1745.149	1550.324
F_{27}	M_{20}	378537.142	46793.217	7197.973	5804.498	63789.527
F_{28}	M_{02}	274012.509	49285.395	6444.507	8043.445	36959.889
F_{29}	Width	27.512	16.128	9.192	10.672	17.101
F_{30}	Length	24.824	14.705	9.192	8.004	16.711
F_{31}	MM_{20}	0.106	0.081	0.084	0.074	0.136
F_{32}	MM_{02}	0.095	0.079	0.076	0.102	0.079
F_{33}	MM_{11}	0.002	−0.016	0.004	0.022	0.003
F_{34}	Distance	33.705	17.853	8.564	8.470	13.373
F_{35}	Sigma	15.149	14	0.505	1.515	4.604
F_{36}	Anisotropy	−0.567	−0.515	−0.477	−0.469	−0.494

本节采用 5.3.4 节的 ReliefF 算法进行特征选择，共得到 24 维特征，包括 19 维形态特征，5 维纹理特征，如表 5-3 所示。其中，NF 集合中特征共 16 维，PF 集合中特征共 8 维。

采用本章中所设计的 PMMCFBCCI 分类器，对特征选择前后的分类性能进行评估，如图 5-22 所示。横轴为准确率、精度和召回率，纵轴为评价准则数值百分比。黑色和红色的柱状图分别是特征选择之前和特征选择之后的评价函数值。从图 5-22 可知，特征选择之后不管是在准确率、精度还是在召回率方面都有所提升。虽然准确率仅提高 1%左右，但是特征选择之后的维数降低为原来的三分之二，这说明 ReliefF 算法通过选择类别相关性高的特征来降低特征维数，且提高分类准确率。

表 5-3　ReliefF 算法选择的特征

NF (22 维)	形态特征 (12 维)	F_1 (Area); F_2 (Circularity); F_3 (Roundness); F_4 (Convexity); F_5 (Compactness); F_6 (ContLength); F_7 (Diameter); F_8 (Rectangularity); F_9 (Eccentricity); F_{10} (I_a); F_{11} (I_b); F_{12} (StructureFactor)
	纹理特征 (10 维)	F_{13} (Mean); F_{14} (Deviation); F_{15} (Energy); F_{16} (Correlation); F_{17} (Homogeneity); F_{18} (Contrast); F_{19} (Entropy); F_{20} (Max); F_{21} (Min); F_{22} (Range)
PF (14 维)	形态特征 (13 维)	F_{23} (Sides); F_{24} (Radius); F_{25} (Bulkiness); F_{26} (M_{11}); F_{27} (M_{20}); F_{28} (M_{02}); F_{29} (Width); F_{30} (Length); (MM_{20}); (MM_{02}); (MM_{11}); F_{34} (Distance); F_{35} (Sigma)
	纹理特征 (1 维)	F_{36} (Anisotropy)

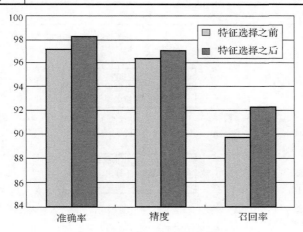

图 5-22　特征选择实验结果

5.5　两阶段宫颈细胞图像分类器

本节中的分析和实验都是在细胞 DNA 定量分析系统的基础上进行的，其中细胞 DNA 定量分析系统主要组成部分包括高清数码摄像机、计算机、三维移动平台、显微镜以及一些辅助的细胞学实验设备。本节中的细胞 DNA 自动识别系统的流程如图 5-23 所示，可以分为以下步骤：为了精确地找到上皮细胞，我们首先对细胞进行一次分类，其流程包括细胞图像的采集、图像的预处理、阈值分割细胞核和背景、测量和分析细胞的形态学、光密度和纹理特征，使用 C4.5 对细胞进行分类并评估分类器的性能。实验的主要目的是找到上皮细胞中的异常细胞，其流程包括提取与第一次实验相同的特征，采用 ReliefF 算法删除其中的冗余与不相关的特征，使用 LR 分类器将上皮细胞分为正常细胞和异常细胞。

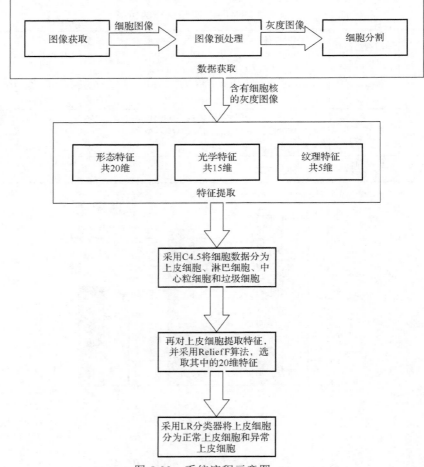

图 5-23　系统流程示意图

5.5.1　两级分类器融合

在宫颈取材的过程中,不仅能收集到上皮细胞,还会有一些淋巴液、血液和其他杂质掺杂在其中,采用单一分类器难以获得令人满意的分类精度。而多分类器组合方式不仅可以克服单个分类器的弱点,也可以发挥它们的最佳性能,降低了识别的错误率且增强了识别的鲁棒性[72-74]。

多分类器融合方法,从体系结构上,可以划分为级联方式和并行方式。级联方式是将前一级分类子系统的输出结果作为后一级分类子系统的输入,其中每级子系统包括一个特征提取模块和一个分类模块。为了提高异常细胞的识别率,本章采用了级联方式,将两级分类器进行融合,其结构如图 5-24 所示。

由于取宫颈脱落细胞时,不仅可以得到大部分的上皮细胞,还会有一部分的淋巴液、血液等杂质。为了得到纯净的上皮细胞并将其进行分类，我们将分类器结构设置为两级级联结构。其中，第一级属于粗略分类，采用能够快速分类的 C4.5 分类器将输入的宫颈细胞样本分为上皮细胞、淋巴细胞、中心粒细胞、垃圾细胞。在第二级中，我们选择预测精度高的逻辑回归分类器将第一级得到的上皮细胞分为正常细胞和异常细胞。

　　每一级分类子系统都会给出细胞分类的正确率，但是总的拒绝率是由最后一级输出的。因此对于融合系统，每一级分类子系统都是相互独立的，系统的正确率、误识率和拒绝率分别如式 (5-56) ～式 (5-58) 所示。

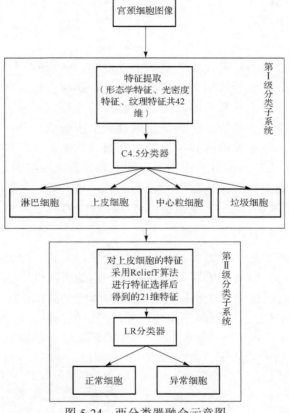

图 5-24　两分类器融合示意图

$$C = \sum_{i=1}^{2}\left[c_i \cdot \prod_{k=0}^{i-1} r_i \right] \tag{5-56}$$

$$W = \sum_{i=1}^{2}\left[w_i \cdot \prod_{k=0}^{i-1} r_i \right] \tag{5-57}$$

$$R = \prod_{i=0}^{2} r_i \qquad\qquad (5\text{-}58)$$

其中，c_i、w_i、r_i 分别代表第 i 级的正确识别率、误识率和拒绝率。由此可知，融合系统的性能依赖于每一级，尤其是前几级的误识率[75]。在理想情况下，每一级的误识率为 0，即使每一级的识别正确率不高，但随着级联级数的增多，总体识别正确率是趋向于 1 的。

5.5.2　实验与分析

1. 数据来源

在宫颈取材的过程中，不仅能收集到上皮细胞，还会有一些淋巴液、血液和其他杂质掺杂在其中，这就导致了 5 类细胞的识别识别率很低。因此 5 类细胞的分类方法并不利于我们筛选出异常细胞。为了能够精准地找到异常的上皮细胞，我们将实验分为两步：第一次实验为了能够快速地找到上皮细胞，我们将宫颈细胞分为上皮细胞、淋巴细胞、中心粒细胞和垃圾细胞。第二次实验为了能够精确地找到异常的上皮细胞，我们将上皮细胞分为正常上皮细胞和异常上皮细胞。本章中图像的选取和分类都结合了细胞的特点及病理学专家的意见，可靠性比较高。我们总共选取了20000 个细胞进行了实验，其中上皮细胞、淋巴细胞、中心粒细胞和垃圾细胞各占1/4。

1) 图像获取

传统的巴氏涂片在近半个世纪的宫颈癌筛查中，发挥了重要的作用。但是，其对涂片的要求非常高，但其敏感性不高且存在一定的假阴性[76]。而液基细胞学检测技术 (TCT) 比传统的巴氏涂片法不仅涂片质量和敏感度高，还能够降低假阳性[77,78]，是目前最常用的制片方法。本章对细胞使用福尔根染色剂进行染色制成液基薄层细胞涂片，如图 5-25 所示，然后通过细胞 DNA 定量分析系统对细胞涂片进行扫描和分析。

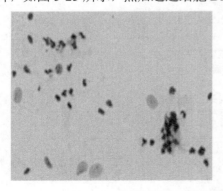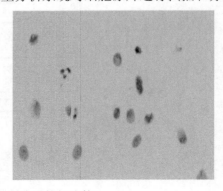

图 5-25　液基薄层 DNA 制片后的细胞核

细胞 DNA 定量分析系统通过显微镜上的高清数码摄像机来获得图像并存储为数字格式。细胞 DNA 定量分析系统将获得的图像分为 332 个区域，每个区域包含有 200～400 个细胞。然后对每个分区内的细胞进行分割和分析。

2) 图像预处理和分割

由于存在各种条件的限制和干扰，在制片及成像、传输和转换过程中往往会发生一定程度的降质，如染色不均、亮度不均、传输中的噪声及转换失帧等，所以在图像分割之前必须对图像进行一些处理，来确保系统分析结果的准确性[79,80]。

由于细胞图像的灰度值对比度比较接近，自适应直方图均衡方法可以用来增强图像的局部对比度，其通过消除或者削弱不相关信息来增强细胞核与背景的对比度，锐化细胞核的边缘，有利于图像分割[42,43]。中值滤波[81,82]是一种非线性滤波技术，能有效地抑制脉冲椒盐噪声且对图像边缘有较好的保护作用。虽然高斯滤波的滤波效果比中值滤波更好，但是它同时使边缘信息模糊化，不利于图像分割。采用中值滤波器，去除图像中脉冲椒盐噪声并保护图像的边缘。本章采用的自动阈值分割能够根据图像直方图曲线所呈现出的峰、谷值特征及分布情况来选择并确定分割门限[83,84]，并完成细胞核和背景的分割。

3) 特征选择

本章所提取的 42 维特征主要针对于 4 类不同的细胞特点，如上皮细胞核大而松散，淋巴细胞核是圆形且染色较深，中心粒细胞核呈弯曲杆状或分叶状且染色深，垃圾细胞核模糊、重叠、不规则等特点。在进行第二次实验时的细胞，都是大而松散的上皮细胞核，就会发现第一实验中的特征并不完全适用于第二次实验。因此在进行第二级分类之前，应首先进行上皮细胞核的特征子集特征选择。而 ReliefF 算法具有算法复杂度低、运行效率高等特点且在医学中的应用比较广泛。本章采用 MATLAB R2015a 作为仿真平台，证明了 ReliefF 算法在医学诊断中的有效性。使用 ReliefF 算法对细胞特征进行选择。由于权重值小于 0 的特征不利于分类，我们将阈值设定为 0，其结果如表 5-4 所示。使用 ReliefF 算法得到 21 维特征，并用于细胞分类。

表 5-4　使用 ReliefF 算法选择出的特征

特征	典型上皮	淋巴细胞	中性粒细胞	垃圾细胞	正常上皮细胞	异常上皮细胞
Area	1071	403	342	972	538	2455
Circularity	0.843519	0.916002	0.765056	0.300962	0.753142	0.997429
Distance	17.397	10.2599	9.30611	15.8119	12.0604	26.8547
Sigma	1.16761	0.546327	1.61327	5.60155	1.2382	0.346338
Roundness	0.932884	0.946751	0.826644	0.645737	0.897334	0.987103
Sides	5.05552	5.63962	3.22911	2.30386	4.1358	11.0196
Mean	158.233	79.5434	100.567	128.506	117.796	123.245

特征	典型上皮	淋巴细胞	中性粒细胞	垃圾细胞	正常上皮细胞	异常上皮细胞
Deviation	6.99297	41.8068	39.1483	28.4216	29.373	37.8975
Energy	0.0744681	0.00502435	0.00584795	0.0033976	0.00580941	0.0416018
Correlation	0.872788	0.891784	0.901872	0.852879	0.937312	0.93632
Homogeneity	0.716823	0.301341	0.281612	0.258799	0.368374	0.574155
Contrast	0.868347	25.5558	19.7018	15.9352	7.09665	12.4264
Convexity	0.97541	0.975787	0.914439	0.675939	0.967626	0.983574
M_{11}	5434.79	−84.2779	1278.93	952.484	1756.51	−601.93
M_{20}	105447	13084.7	12303.9	72230.5	18714	480713
M_2	79455.32	12887.3	7861.95	131805	28798.7	478728
I_a	106538	13115.8	12645.8	131821	29095.8	480881
I_b	78364.5	12856.2	7520.04	72215.2	18416.8	478559
Entropy	4.58423	6.75867	6.62043	6.56861	6.61984	5.98287
Anisotropy	−0.549074	−0.484435	−0.478508	−0.533538	−0.523816	−0.640747
Compactness	1.1056	1.04565	1.30927	5.38011	1.11106	1.10762
ContLength	121.983	72.7696	75.0122	256.35	86.669	184.853
Diameter	39.3954	23.2594	23.7697	57.8705	29.4279	55.9464
Radius	16.5	10.5	7	9	11.5	27
Rectangularity	0.809384	0.826425	0.760234	0.579734	0.77907	0.807594
Anisometry	1.16598	1.01004	1.29677	1.35107	1.25692	1.00242
Bulkiness	1.00102	1.00474	1.04771	1.29773	1.00501	1.00022
StructureFactor	0.16717	0.0148302	0.358639	0.753318	0.263212	0.002.63965

4) 细胞分类

(1) 实验 1。

在相同的实验环境下，都选取能够使分类效果达到最佳的参数来建立 NB 和 C4.5 分类器。由于十字交叉验证的所有样本都能作为训练集和测试集且每个样本都被验证一次，因此我们对于分类器均采用十字交叉验证法，数据会被随机分为十个部分，每个部分的类比例与整个数据集中的类比例基本一致，每次取其中九个部分的数据用作训练数据，剩余的一个部分作为验证集。对于四类细胞，采用 NB 和 C4.5 的分类效果如表 5-5 所示。

表 5-5　四类细胞分类的效果

细胞类型	评价标准	NB	C4.5
四类细胞	总体正确率	85.98	95.485

从表 5-5 中可知，C4.5 分类效果比 NB 要好很多，同时也说明了我们先将细胞数据分为四类更适用于宫颈细胞的检测。但是总的识别并不能够反映出每类细胞数据的准确率，因此我们采用细胞识别率的柱状图能够直观反映出每类细胞的识别率，如图 5-26 所示。

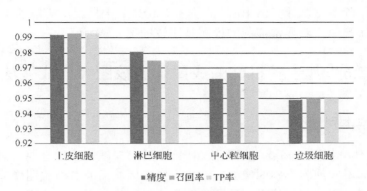

图 5-26　每类细胞的识别率

从图 5-26 中可知，上皮细胞的精度值和 TP 率分别为 99.2%和 99.3%，误差值很小，可以忽略不计。由于垃圾细胞中含有重叠细胞、模糊图像和各种不稳定的杂质，所以其识别率较低。

(2)实验 2。

本章的逻辑回归是以 0.5 作为分割点来判别样本的，即当 $f(x,\beta) > 0.5$ 时，判定细胞样本是正常细胞；当 $f(x,\beta) < 0.5$ 时，细胞样本是异常细胞。然后在相同的实验环境下，选取能够使分类效果达到最佳的参数来建立 NB 和 LR 分类器对细胞数据进行二次分类。由于特征提取的全部特征并不完全适用于上皮细胞的分类，我们将采用 42 维特征进行分类，并采用 ReliefF 算法选择出的 21 维特征对分类的效果进行对比，如表 5-6 所示。

表 5-6　两类细胞分类的效果

细胞类型	评价标准	NB	LR
未进行特征选择	总体正确率	83.496	88.9814
采用 ReliefF 算法进行特征选择	总体正确率	84.1332	90.0098

从表 5-6 中可以看出，采用 ReliefF 算法选择出来的 21 维特征的分类效果比较好。由于在对上皮细胞进行分类时，样本不平衡即有 1177 个异常上皮细胞和 855 个正常上皮细胞。传统的评价准则，如正确率、错误率等，并不能完全地说明分类效果的好坏。在此，我们采用混淆矩阵和 BER 来作为评价分类器的性能。混淆矩阵能够直观的说明上皮细胞的分类结果，如表 5-7 所示。

表 5-7　两类细胞的混淆矩阵

		判别类别	
		异常细胞	正常细胞
真实类别	异常细胞	1077	110
	正常细胞	94	761

从混淆矩阵中可以计算出 BER 的值为 0.1017。根据混淆矩阵和 BER，可以看出在第二次实验中，对异常细胞的检测是比较准确的。

5.6　基于随机性的成团细胞核图像合成方法

5.6.1　细胞类别划分

DNA 倍体分析系统需要将细胞核图像进行分类，在类别划分要考虑两个方面的问题。一方面不同细胞类别图像处理方式不同，因此需要对细胞图像分类精细。另一方面，要确保所有相似的样本被分为一类，以减少分类器正确识别细胞的难度。鉴于以上几点，本章将细胞分为 8 类，分别是：单个典型上皮细胞、单个非典型上皮细胞、2 个上皮细胞、3 个上皮细胞、4 个及以上上皮细胞、淋巴细胞和固缩核、单个中心粒细胞、2 个及以上中心粒细胞。

每一类细胞有具有各自的特征，第 1、2、6、7 类细胞都是单个细胞图像，数量大且容易获取，第 3、4、5、8 类细胞都是重叠细胞团图像，数量稀少且较难获取。由于训练样本不均衡，导致其分类准确率急剧下降。在 DNA 倍体分析中，一些异常细胞经常会混在细胞团之中，因此很有必要准确识别这些细胞，确保整个系统的性能。

5.6.2　合成方案

在 DNA 倍体分析技术中，成团细胞图像中包含单细胞个数一般不少于 10 个，为了减少时间跟成本，两幅细胞源图足以合成大量成团细胞核图像并且满足现实研究需求，因此本章的合成方案中采取两幅图像进行合成新的细胞团。成团细胞图像的合成过程如图 5-27 所示。

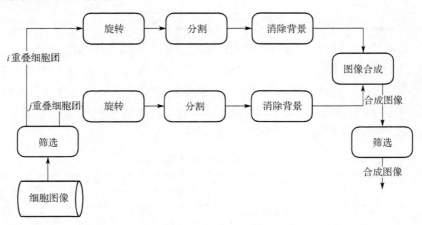

图 5-27　合成方案

合成的第一步是要对细胞源图像筛选，以获得高质量的源数据。筛选要根据不同类别、不同情况分别选择。然后随机选择两幅筛选后的源图像，分别旋转随机角度。再通过分割提取轮廓等操作得到两幅只有细胞区域，背景区域为白色的细胞图像。最后将两个细胞区域按中心靠近的方式合成一个重叠细胞团，并对重叠部分用朗伯比尔定律[20,21]重构像素，得到新的多重叠细胞团图像。

1. 引入随机性

实际中的多重叠细胞团情况多样，为了让合成的数据更接近现实情况，在整个合成过程中引入了随机性。如果固定了合成的源图像，产生的合成图像无法覆盖尽可能多的可能性，造成分类器的识别率降低，不利于 DNA 倍体分析病变细胞。为了让数据更具有多样性，在三个方面引用了随机性：一是选择源图像进行合成时，是随机选择的。二是细胞旋转随机性，合成之前，源细胞旋转多个角度，这些角度都随机生成。三是细胞交叠的随机性，两个细胞团在合成时，交叠的长度随机生成。

为了避免合成数据偏向固定分布，利用线性同余法产生均匀随机数[85]，基本递推公式如下：

$$\begin{cases} x_n = \alpha x_{n-1} + c \pmod{M} \\ \lambda_n = x_n / M, n = 1, 2, \cdots \end{cases} \tag{5-59}$$

设 x_0 为初值，其中，α 为乘子，c 为增量，M 为模，均为非负整数。

2. 筛选细胞图像

为了使合成样本更具有代表性，需要对源细胞图像进行样本选择[86]。步骤如下。

(1)假设原始样本集合为 $p = \{\alpha_1, \alpha_2, \cdots, \alpha_3\}$，设定一个空集合为 Q，从集合 p 中随机选取一个样本 α_k 加入到 Q 集合。

(2)在集合 p 中选择一个样本 α_m，利用欧氏距离[87]分别计算样本 α_m 与 Q 中每个样本在特征空间的距离，最小距离为 d_{min}，若 d_{min} 的值小于设定的阈值 D，从集合 p 中删除样本 α_m，否则，将 α_m 加入到集合 Q 中，并在集合 p 中删除 α_m，欧氏距离公式如下：

$$d_{ij} = \sqrt{\sum_{k=1}^{n} (x_{1k} - x_{2k})^2} \tag{5-60}$$

其中，n 为细胞图像的特征维数，d_{ij} 为样本 α_i 和 α_j 的欧氏距离，$(x_{11}, x_{12}, \cdots, x_{1n})$、$(x_{21}, x_{22}, \cdots, x_{2n})$ 分别为两幅细胞图像的特征向量。

3. 分割

筛选原图像和细胞团图像合成都需要先提取细胞区域的轮廓。本章在分割细胞与背景时，小于阈值的灰度点构成细胞核区域，而大于阈值的灰度点构成细胞背景区域。将图像中的每个像素的灰度值都与阈值比较，根据比较结果进行分割。

$$F(x,y) = \begin{cases} 1, & f(x,y) \geqslant T \\ 0, & f(x,y) < T \end{cases} \tag{5-61}$$

其中，T 是分割阈值，$f(x,y)$ 是原图像中像素的灰度值，$F(x,y)$ 是分割后图像中像素的灰度值。取直方图的谷点作为初始阈值。

4. 图像合成过程

本章以用单个细胞核和三重叠细胞团合成四重叠细胞团的例子来具体说明细胞团合成方法。经过旋转，分割提取轮廓，两细胞区域靠近的方式得到新的重叠细胞团。图 5-28 为合成过程。

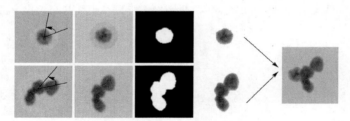

图 5-28　合成过程

1) 图像旋转

图像旋转的实质目的就是引入随机性，让两个细胞团重叠的区域随机生成，产生的图像更具多样性。旋转后细胞图像的大小、形状、光密度、颜色等特征都不会改变，只是在某种程度上增加了成团细胞的种类。旋转角度的随机，细胞核以什么姿态重叠也随机，从而新成团细胞的形状是随机生成的。

2) 消除背景

图像分割后，得到细胞核的轮廓，用多种形式的图像组合操作可以消除背景，即将细胞背景置为白色。具体的方法如下(图 5-29)。

(1) 创建一幅细胞轮廓区域为白色，背景为黑色的(a)；

(2) 将黑色背景白色轮廓的(a)与源细胞(c)组合操作，得到(d)；

(3) 创建一幅细胞轮廓区域为白色，背景为黑色的(b)；

(4) 将黑色轮廓白色背景图与(d)组合操作，得到(e)，即所需的白色背景细胞图。

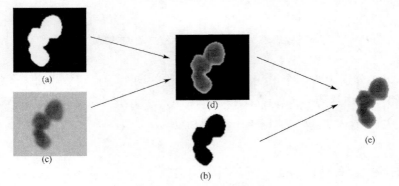

图 5-29　消除背景过程

在进行图像组合操作时，对应的是图像的每一个像素点的位置，注意创建的(a)、(b)都必须与(c)大小一样，以保证源图的细胞区域没有损失。创建黑色背景白色轮廓的(a)的目的在于得到细胞区域图像，创建白色背景黑色轮廓(b)的目的在于得到白色的背景图，并不改变细胞核轮廓。

3) 靠近过程

对两幅图像中的细胞团重新合成新的细胞团的整个过程都是对图像中感兴趣的区域(即 ROI 区域)操作的。ROI 是从图像中选出的一个图像区域，可以只对这个区域的图像进行操作。此处的 ROI 区域是分割后的细胞的最小斜外包矩形区域。

经过消除背景过程后，让第一幅图像靠近第二幅图像的 ROI 区域，设定随机的重叠距离，将两个细胞核区域合成。靠近过程如图 5-30 所示。

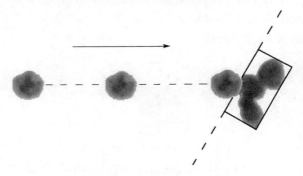

图 5-30　靠近过程

提取轮廓后可以分别得到两幅图像的细胞轮廓的中心点，第一幅图像的 ROI 沿着两个中心点的连线向右靠近第二幅图像的 ROI，当第一幅图像的细胞核最右边的边缘点在第二个 ROI 左侧边界的右边时，两个 ROI 的细胞核区域开始重叠。

判断边缘点是否在第二个 ROI 区域左侧线段右边，即

$$f(p_1, p_2, p_3) = \begin{vmatrix} x_1 & y_1 & 1 \\ x_2 & y_2 & 1 \\ x_3 & y_3 & 1 \end{vmatrix} = (x_3 - x_2)(y_1 - y_2) - (x_1 - x_2)(y_2 - y_3) \tag{5-62}$$

其中，p_1、p_2 分别为第二个 ROI 区域左侧线段的两个端点，p_3 为第一幅图像细胞核最右边的一个边缘点，(x_1, y_1)、(x_2, y_2)、(x_3, y_3) 分别为 p_1、p_2、p_3 的坐标。$f(p_1, p_2, p_3) \leq 0$ 时，p_3 位于线段 p_1、p_2 的右侧或之上。

4）细胞核重叠部分处理

由于细胞的背景是白色的，两幅图像中细胞非重叠区域还是保持不变，但是细胞重叠部分发过度变黑，不符合实际效果，所以需要对重叠部分灰度值的重构。首先要找到细胞核重叠区域的所有点。具体步骤如下。

(1)根据细胞区域中所有点的坐标分别找到最小的横坐标和纵坐标，最大的横坐标和纵坐标，点和分别为该细胞核区域的最小外包矩形的左上角和右下角坐标。同理得到另一个轮廓的最小外包矩形(如图 5-31 中两个黑色矩形)，并得到相交点 b(如图 5-31 中的 a、b 点)。

(2)以 a、b 点分别向外扩 2 个像素点的距离为宽，最大外包矩形的高为长，构造一个搜索区域(如图 5-31 中红色矩形)。

(3)在非白色部分得搜索区域遍历每一个像素点，若这个点在第一个轮廓内并且在第二个轮廓内，或者在第一个轮廓上或在第二个轮廓上，判断此点为需要重构像素的点。

(4)搜索出所有的需要重构的像素点构成重构像素点集。

(5)将重构像素的位置进行坐标变换。

(6)对每个重构像素点重新赋值。

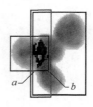

图 5-31　细胞核重叠区域(见彩图)

由于是将两幅图像重新放在一幅背景图上操作的，所以在点背景图上的位置与点在源图的位置需要一个坐标转换，如图 5-32 所示，假设大背景图为矩形 B，源图为矩形 A，点 P 大背景图 B 上的位置为 (X, Y)，A 在 B 上的左上角坐标为 (a, b)，那么点 P 在 A 上的位置 (x, y) 计算如下：

$$\begin{cases} x = X - a \\ y = Y - b \end{cases} \tag{5-63}$$

由上式可以得到重叠区域的点位置在源图的坐标，然后可以得到每个重叠区域位置的点分别在源图的位置对应的像素值，最终可以换算出新的像素值。

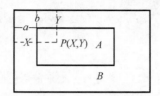

图 5-32 坐标转换示意图

本章根据朗伯比尔定律[20,21]来推断出重叠部分像素点的值，首先将某一点的灰度值转为光密度值，用光密度进行累加，最后将光密度又转换为灰度值。细胞图像重叠部分的灰度值不是直接相加的，而由于吸光度代表细胞物质的量，重叠部分的吸光度是可以叠加的，所以重叠部分的灰度值需要这个转换过程。转换过程如下：

$$A_1 = \lg(I_0 / I_1) \tag{5-64}$$

$$A_2 = \lg(I_0 / I_2) \tag{5-65}$$

其中，I_0 为背景的平均灰度值（I_0 为分割阈值），I_1、I_2 分别为重叠部分一个位置对应点分别在两个源图的灰度值，A_1、A_2 分别为这个位置对应的光密度值。

那么重叠部分的像素点的新的灰度值推断公式如下：

$$\begin{aligned} A &= A_1 + A_2 \\ &= \lg(I_0 / I_1) + \lg(I_0 / I_2) \\ &= \lg(I_0 I_0 / (I_1 I_2)) \\ &= \lg(I_0 / (I_1 I_2 / I_0)) \\ &= \lg(I_0 / I_s) \end{aligned} \tag{5-66}$$

其中，A 为重叠部分一个位置对应的点的新的光密度值，I_s 则为这个点重构后的新的灰度值。I_s 的值转换为灰度值的计算公式如下：

$$I_s = I_1 I_2 / I_0 \tag{5-67}$$

如图 5-33 所示，可以看到重叠部分处理后比处理前效果更好。

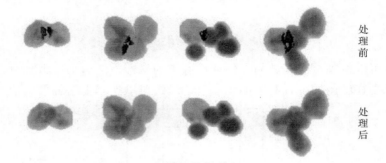

图 5-33　重叠部分处理前后对比

5）恢复背景

为了让合成后的图像与现有的细胞团图像更为接近，需要将白色背景置为源图像的背景。与消除背景方法类似，首先创建一幅背景为源细胞背景，轮廓区域为白色的图像。然后将此图像与合成后的图像相与，即可得到带有背景的细胞团图像，如图 5-34 所示。

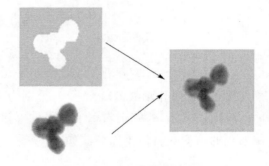

图 5-34　恢复背景

5.6.3　实验与分析

1. 实验数据

DNA 倍体分析系统主要用于识别并分析宫颈鳞状上皮内的病变细胞及癌细胞。为获得真实数据，本章的样本通过黑龙江玛利亚妇产科医院工作人员采集 300 人的宫颈细胞制成玻片，经过染色、制片然后置于显微镜下，显微镜自动拍摄图像，得到大量的细胞图。然后用系统对采集到的细胞图做初始分类，最后人工筛选确认图像的分类无误。分类后的单个上皮细胞图像量多达 160000 幅，单个非典型细胞图像达到 50000 幅，而 2 个上皮细胞图像有 1000 幅，3 个细胞图像，4 个及以上的上皮细胞图像数量分别有 500、300、200 幅，单个中心粒细胞图像有 20000 幅，2 个及以上中心粒细胞图像有 200 幅。这些图像远远不够平衡数据的条件。本章中的实验数据都是经过宫颈相关病理医生标标记并挑选的图像,可验证本章提出的方法。

2. 实验内容及结果分析

采用人工神经网络(MLP)、支持向量机(SVM)、混合高斯模型(GMM)三种分类器分别对实验数据进行模型训练。同一类别的样本相似度是比较高的,相似度可以用数值来表示。为了提高分类器的性能和效率,我们提取 45 维特征参数,提取的特征主要有形状、面积、周长、高度、宽度、直径、光密度、纹理等有效特征。

实验过程中对各种情况的数据进行了训练并计算了识别率,为了让训练样本与测试样本满足独立分布,实验中的训练数据与测试数据是按一定比例抽取的不同的数据。采用训练模型,然后比较识别率的方法。神经网络分类器使用参数中,迭代次数为 200,隐藏节点为 100。支持向量机分类器中预处理参数转化特征数为 80。混合高斯模型预处理参数为 100,种子值 42。

1)数据从不平衡到平衡的实验结果

实验中的原始数据是极其不平衡的,第 2 部分细胞分类已经介绍一共有 8 类细胞图,实验通过给小类样本类别(即第 3、4、5、8 类)加入合成细胞数据来达到数据平衡的过程。

表 5-8 对比不充分训练情况和用合成细胞充分训练的实验结果,列举了实验数据类分布比例,不平衡比(最大类与最小类的样本个数比),正确识别率。表中条目按不平衡比从大到小的顺序,即各类数据从不平衡到平衡的过程。

表 5-8 数据从不平衡到平衡的识别率

各类训练数据分布比例/%	不平衡比	正确识别率/%		
		MLP	SVM	GMM
(24.75;24.75;0.25;0.25;0.25;24.75;24.75;0.25)	100.0	75.58	71.68	62.05
(24.39; 24.39; 0.61;0.61; 0.61; 24.39; 24.39; 0.61)	40.0	77.24	74.02	64.29
(23.81; 23.81; 1.19; 1.19; 1.19; 23.81; 23.81; 1.19)	20.0	79.73	75.18	65.01
(22.73;22.73; 2.27;2.27;2.27; 22.73;22.73; 2.27)	10.0	80.77	77.61	69.73
(20.83; 20.83; 4.17;4.17; 4.17; 20.83;20.83;4.17)	5.0	81.49	78.57	74.15
(19.23; 19.23; 5.77;5.77;5.77; 19.23; 19.23; 5.77)	3.3	82.33	79.64	74.58
(17.86; 17.86; 7.14;7.14; 7.14;17.86; 17.86; 7.14)	2.5	82.47	79.92	75.28
(16.67;16.67; 8.33;8.33;8.33;16.67; 16.67;8.33)	2.0	82.30	79.93	74.79
(15.63; 15.63; 9.37; 9.37; 9.37; 15.63;15.63; 9.37)	1.7	82.43	80.70	75.69
(14.71;14.71; 10.29; 10.29; 10.29; 14.71; 14.71; 10.29)	1.4	82.88	80.31	75.49
(13.89;13.89; 11.11;11.11; 11.11; 13.89; 13.89; 11.11)	1.3	83.38	81.03	75.98
(13.16; 13.16; 11.84;11.84;11.84; 13.16; 13.16; 11.84)	1.1	83.93	80.47	76.33
(12.50; 12.50; 12.50;12.50; 12.50; 12.50; 12.50; 12.50)	1.0	83.87	80.65	76.39

　　从表 5-8 可以看出，当不平衡比为 100 时，用于训练测试的数据都是原始数据，即没有加入合成样本的数据，此时的正确识别率用三种分类器训练得到的识别率都是最低的，然后向各类小样本（即第 3、4、5、6、8 类）加入每类对应的合成的细胞团图像，不平衡比依次降低，正确识别率依次升高。当不平衡比为 1 时，即各类样本达到数据平衡状态，正确识别率较高，采用人工神经网络（MLP）、支持向量机（SVM）、混合高斯模型（GMM）三种分类器训练得到的识别率分别提高了 8.29%、8.97%、14.34%。

　　小类分布比是指小类样本数量占总样本数的比例，即第 3、4、5、6、8 类样本占所有总样本的比例，当达到 50% 时，各类样本达到平衡，识别率随小类分布比增大变化如图 5-35 所示。

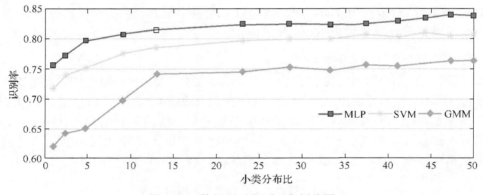

图 5-35　数据不平衡到平衡折线图

　　由表 5-8 当小类分布比逐渐增大到 50% 时，各类样本达到平衡，正确识别率总体趋势增大。人工神经网络（MLP）分类器对本章分类细胞核图像总体识别效果是最好的。由此可见，向小类样本添加合成细胞团数据对提高分类器的识别率有较大提升。

　　类别 5 为 4 个及以上的上皮细胞，每个成团细胞包含的单细胞个数为 4 个及以上，对这类细胞团识别难度很大，可以看出，混合高斯模型（GMM）对这类细胞团识别效果很差，不适合用于这类数据分类，神经网络分类器（MLP）对这类细胞团识别率较高。

　　由图 5-36～图 5-39 综合看出，给第 3、4、5、8 四类小类样本中分别加入相应的合成样本后进行分类器训练实验，每一类的召回率大体趋势都在增加，说明通过本章的成团细胞核合成方法对训练模型有很大帮助。细胞图像复杂且种类多样，经多组实验测试，能达到分类效果较好的是神经网络分类器。

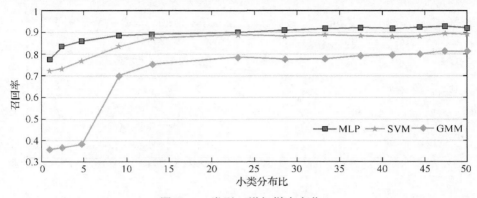

图 5-36　类别 3 增加样本变化

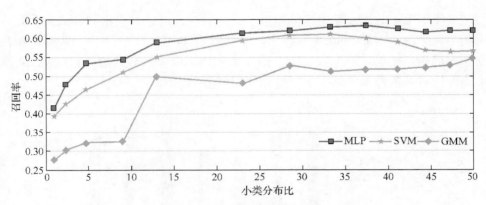

图 5-37　类别 4 增加样本变化

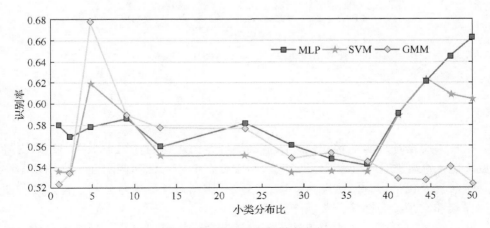

图 5-38　类别 5 增加样本变化

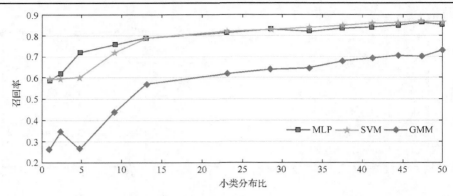

图 5-39　类别 8 增加样本变化

在多类不平衡数据问题中不能偏重于某一类样本，本章提出的合成方法让各类数据集达到平衡，由图 5-40 可以看出，平衡后第 3、4、5、8 四个小类准确识别率分别大大提高，并且对第 1、2、6、7 四个大类的正确率没有大的影响。因此，本章提出的方法对解决宫颈细胞不平衡数据集问题有效。

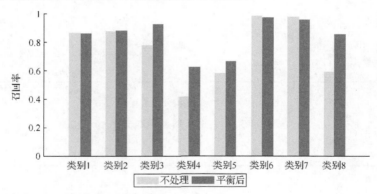

图 5-40　数据平衡前后每类识别率变化

5.7　本　章　小　结

本章采用宫颈细胞图像识别方法辅助病理学医生诊断，用于识别出宫颈内异常上皮细胞，减轻医生的工作量且降低诊断中存在的假阴性和假阳性。宫颈细胞图像识别方法主要包括宫颈细胞图像获取、宫颈细胞图像预处理及分割、宫颈细胞图像特征提取和宫颈细胞图像分类四个阶段。

针对宫颈取材中掺杂的淋巴液、血液等杂质，本章提出了两种新的宫颈细胞图像划分方法。第一种划分方法，首先将宫颈细胞图像分为上皮细胞、淋巴细胞、中性粒细胞和垃圾细胞，其次再将上皮细胞分为正常上皮细胞和异常上皮细胞。并将该宫颈细胞图像划分方法应用于 SMMCFBCCI 分类器。第二种划分方法，将宫颈细胞图像直接划分为正常上皮细胞、异常上皮细胞、淋巴细胞、中性粒细胞和垃圾细胞，并将该宫颈细胞图像划分方法应用于 PMMCFBCCI 分类器。

前人提取的多维特征主要通过计算得到，但是究竟哪些特征适合于细胞分类，并未做深入研究。本章结合前人研究和宫颈细胞学特点，提出了 NF 特征集合和 PF 集合。其中，NF 是根据宫颈细胞病理特征定义的常规特征集合，共 22 维；PF 传统方法中没有考虑到的潜在特征集合，共 14 维。并采用 ReliefF 算法选择出类别相关性高的 24 维特征。

针对传统的单一分类器存在片面性及泛化能力差等问题。结合多分类器融合方法，本章提出了 SMMCFBCCI 分类器和 PMMCFBCCI 分类器。SMMCFBCCI 分类器是基于两级级联的多分类器融合方法，其中第一级粗分类采用 C4.5 分类器；第二级细分类采用 LR 分类器。PMMCFBCCI 分类器是基于多数投票法的串行分类器融合。首先，采用 NB、C4.5 及 KNN 分类器得到预测结果；再采用多数投票法得到最终的预测结果。

本章的研究工作是将图像识别技术成功应用于宫颈癌诊断中，减少医生的工作量且降低临床诊断中的假阴性和假阳性。研究结果表明，颈细胞图像识别方法能够对宫颈细胞图像进行定量分析并标注出其中的异常上皮细胞。

虽然本章中对宫颈细胞图像识别的改进能够降低医生的工作量，提高诊断效率。但是本章的研究工作还不够完善，如未对宫颈涂片中的重叠细胞进行分割，而是将其划分为垃圾细胞处理，降低了宫颈涂片中细胞图像的识别准确率。如何准确识别宫颈涂片中所有细胞图像，还需要进一步探讨和研究。

参 考 文 献

[1] Indu P S, Sheeba V S, Prasad P. DNA ploidy analysis and its role in the detection of malignancy// Proceedings of the IEEE International Conference on Computing Communication & Networking Technologies, 2012: 1-6.

[2] Nandakumar V, Prasad P H, Sheeba V S. A support vector machine approach for detection of malignancy using dna ploidy analysis// Proceedings of the IEEE International Conference on Advances in Computing and Communications, 2014: 138-142.

[3] Anderson R A. Model Training// Credit Scoring: Many Paths Through the Forest, 2017.

[4] Wang Y. Initialization in speaker model training based on expectation maximization// Proceedings of the IEEE International Congress on Image and Signal Processing, 2014: 1309-1313.

[5] Wang S, Minku L L, Yao X. A systematic study of online class imbalance learning with concept drift. IEEE Transactions on Neural Networks & Learning, 2007, (99): 1-20.

[6] Krstic M, Bjelica M. Impact of class imbalance on personalized program guide performance. IEEE Transactions on Consumer Electronics, 2015, 61(1): 90-95.

[7] Mera C, Branch J W. A survey on class imbalance learning on automatic visual inspection. IEEE Latin America Transactions, 2014, 12(4):657-667.

[8] Wang S, Yao X. Using class imbalance learning for software defect prediction. IEEE Transactions on Reliability, 2013, 62(2): 434-443.

[9] Nasonov A, Krylov A, Chesnakov K. An image resampling method using combined directional kernels// Proceedings of the IEEE European Workshop on Visual Information Processing, 2016.

[10] Bolón-Canedo V, Sechidis K, Sánchez-Marono N, et al. Exploring the consequences of distributed feature selection in DNA microarray data// Proceedings of the IEEE International Joint Conference on Neural Networks, 2017.

[11] Thai-Nghe N, Gantner Z, Schmidt-Thieme L. Cost-sensitive learning methods for imbalanced data// Proceedings of the IEEE International Joint Conference on Neural Networks, 2010: 1-8.

[12] Swersky L, Marques H O, Sander J, et al. On the evaluation of outlier detection and one-class classification methods// Proceedings of the IEEE International Conference on Data Science and Advanced Analytics, 2016: 1-10.

[13] Oskouei R J, Bigham B S. Over-sampling via under-sampling in strongly imbalanced data. International Journal of Advanced Intelligence Paradigms, 2017, 9(1): 58-66.

[14] Sotiropoulos D N, Tsihrintzis G A. Addressing the class imbalance problem// Machine Learning Paradigms. New York: Springer, 2017: 79-106.

[15] Chawla N V, Bowyer K W, Hall L O, et al. SMOTE: Synthetic minority over-sampling technique. Journal of Artificial Intelligence Research, 2002, 16(1): 321-357.

[16] Han H, Wang W Y, Mao B H. Borderline-SMOTE: A new over-sampling method in imbalanced data sets learning// Proceedings of the IEEE International Conference on Intelligent Computing, 2005: 878-887.

[17] He H, Bai Y, Garcia E A, et al. ADASYN: Adaptive synthetic sampling approach for imbalanced learning// Proceedings of the IEEE International Joint Conference on Neural Networks, 2008: 1322-1328.

[18] Yong Y. The research of imbalanced data set of sample sampling method based on k-means cluster and genetic algorithm. Energy Procedia, 2012, 17: 164-170.

[19] Lim P, Chi K G, Tan K C. Evolutionary cluster-based synthetic oversampling ensemble (eco-ensemble) for imbalance learning. IEEE Transactions on Cybernetics, 2016, (99): 1-12.

[20] Calloway D. Beer-lambert law. Journal of Chemical Education, 1997, 74(7): 744.

[21] Ricci R W. Discovering the beer-lambert law. Journal of Chemical Education, 2017, 71(11): 983-985.

[22] Silva I N D, Spatti D H, Flauzino R A, et al. Multilayer perceptron networks// Artificial Neural

Networks. New York: Springer , 2017.

[23] Nugroho A S, Witarto A B, Handoko D. Support vector machine// Support Vector Machine in Chemistry. Singapore: World Scientific, 2016: 24-52.

[24] Shekofteh Y, Jafari S, Sprott J C, et al. A Gaussian mixture model based cost function for parameter estimation of chaotic biological systems. Communications in Nonlinear Science & Numerical Simulation, 2015, 20(2): 469-481.

[25] Sokouti B, Haghipour S, Tabrizi A D. A framework for diagnosing cervical cancer disease based on feedforward MLP neural network and thinprep histopathological cell image features. Neural Computing and Applications, 2014, 24(1): 221-232.

[26] Genctav A, Aksoy S, Önder S. Unsupervised segmentation and classification of cervical cell images. Pattern Recognition, 2012, 45(12): 4151-4168.

[27] Sobrevilla P, Montseny E, Vaschetto F, et al. Fuzzy-based analysis of microscopic color cervical pap smear images: Nuclei detection. International Journal of Computational Intelligence and Applications, 2010, 9(3): 187-206.

[28] Kumar R R, Kumar V A, Sharath K P N, et al. Detection and removal of artifacts in cervical cytology images using support vector machine// Proceedings of the IEEE International Symposium on IT in Medicine and Education (ITME), 2011: 717-721.

[29] 何苗, 全宇, 李建华, 等. MLP 神经网络在子宫颈细胞图像识别中的应用. 中国卫生统计, 2006, 23(4): 293-296.

[30] 范金坪. 宫颈细胞图像分割和识别方法研究. 广州: 暨南大学, 2010.

[31] 徐传运. 宫颈细胞学涂片自动判读方法研究. 重庆: 重庆大学, 2014.

[32] 袁萍. 宫颈病变的过度治疗问题. 今日健康, 2016, 15(3).

[33] 古丽娜尔·卡拉木汗. 基层医院对宫颈病变的治疗问题. 医学信息旬刊, 2011, 24(7): 351-352.

[34] 王丹. 人乳头瘤病毒 16 在宫颈癌整合作用的研究. 北京: 北京协和医学院, 2013.

[35] 杨杰, 王凤霞. 高危型 HPV 病毒含量与不同程度子宫颈病变的关系研究. 中国医学创新, 2012, (34): 41-42.

[36] 訾绍霞, 刘玮, 吴延芳, 等. 人乳头瘤病毒感染中细胞生长分化标志分子的表达. 中华皮肤科杂志, 2005, 38(5): 314-315.

[37] 罗春芳, 王晖. 宫颈刮板与宫颈刷对宫颈刮片结果的影响. 中华现代妇产科学杂志, 2004.

[38] Traut H F, Papanicolaou G N. Cancer of the uterus: The vaginal smear in its diagnosis. California & Western Medicine, 1943, 59(2): 121-122.

[39] 张晓云, 周芯亿. 宫颈液基薄层细胞学(TCT)在宫颈癌筛查中的应用. 泸州医学院学报, 2011, 34(1): 77-78.

[40] 王庆国, 叶见波, 韦荣干. 液基细胞学技术在宫颈病变筛查中效果的研究进展. 广西医学, 2005, 27(11): 1800-1803.

[41] 张昌明. 特殊病种 CT 图像的挖掘方法研究与仿真. 科技通报, 2016, 32(2): 180-184.

[42] Finlayson G, Hordley S, Schaefer G, et al. Illuminant and device invariant colour using histogram equalisation. Pattern Recognition, 2005, 38(2): 179-190.

[43] Plissiti M E, Nikou C, Charchanti A. Automated detection of cell nuclei in pap smear images using morphological reconstruction and clustering. IEEE Transactions on Information Technology in Biomedicine, 2011, 15(2): 233-241.

[44] 张德丰. 数字图像处理: MATLAB 版. 北京: 人民邮电出版社, 2015.

[45] Pizer S M, Amburn E P, Austin J D, et al. Adaptive histogram equalization and its variations. Computer Vision Graphics & Image Processing, 1987, 39(3): 355-368.

[46] 孙冬梅, 陆剑锋, 张善卿. 一种改进 CLAHE 算法在医学试纸条图像增强中的应用. 中国生物医学工程学报, 2016, 35(4): 502-506.

[47] Mohan S, Ravishankar M. Modified contrast limited adaptive histogram equalization based on local contrast enhancement for mammogram images// Mobile Communication and Power Engineering. Berlin: Springer, 2013: 397-403.

[48] 兰希. 恶劣条件下车牌识别关键技术研究. 苏州: 苏州大学, 2014.

[49] Prashanth H S, Shashidhara H L. Image scaling comparison using universal image quality index// Proceedings of the IEEE International Conference on Advances in Computing，Control & Telecommunication Technologies, 2009: 859-863.

[50] 龚昌来, 罗聪, 杨冬涛. 一种基于边缘方向的双线性插值方法. 激光与红外, 2010, 40(7): 788-791.

[51] Russo F. Fuzzy techniques in image processing. Physica, 2002, 16(4): 337-369.

[52] Arakawa K. Median filter based on fuzzy rules and its application to image restoration. Fuzzy Sets and Systems, 1996, 77(1): 3-13.

[53] Parker J R. Algorithms for Image Processing and Computer Vision. New York: Springer, 2010.

[54] 孟乔. 沥青路面裂纹检测算法研究. 西安: 长安大学, 2010.

[55] 王从辉. 基于非线性先验形状的水平集方法研究. 鞍山: 辽宁科技大学, 2016.

[56] Rathod A N, Tanawal B, Shah V. Image processing techniques for detection of leaf disease. International Journal of Advanced Research in Computer Science and Software Engineering, 2013, 3(11): 17-21.

[57] Ng H P, Ong S H, Foong K W C, et al. Medical image segmentation using k-means clustering and improved watershed algorithm// Proceedings of the IEEE Southwest Symposium on Image Analysis and Interpretation, 2006: 61-65.

[58] 徐二静. 基于 k-means 的遥感图像分割. 乌鲁木齐: 新疆大学, 2014.

[59] 李明. 基于 k-means 算法的温室移动机器人视觉导航研究. 苏州: 江苏大学, 2014.

[60] 何苗. 基于神经网络的宫颈涂片诊断系统的研究与设计. 沈阳: 东北大学, 2005.

[61] 宋盟春. 宫颈癌细胞计算机自动识别系统研究与设计. 广州: 暨南大学, 2008.

[62] Demir C, Yener B. Automated Cancer Diagnosis Based on Histopathological Images: A Systematic Survey. Troy: Rensselaer Polytechnic Institute, 2005.

[63] Chen Y F, Huang P C, Lin K C, et al. Semi-automatic segmentation and classification of pap smear cells. IEEE Journal of Biomedical and Health Informatics, 2014, 18(1): 94-108.

[64] 王万鹏. 基于注意机制的宫颈细胞 LCT 图像自动分析系统的设计与实现. 广州: 华南理工大学, 2013.

[65] 刘永发. 宫颈液基细胞图像识别方法的设计和实现. 广州: 华南理工大学, 2011.

[66] 刘安奇. 宫颈癌细胞学筛查中的几项关键技术研究. 南昌: 南昌航空大学, 2015.

[67] Naghdy G, Ros M，Todd C. Morphological characteristics of cervical cells for cervical cancer diagnosis// Proceedings of the 2nd International Congress on Computer Applications and Computational Science, 2012: 235-243.

[68] Liu Y, Zhao T, Zhang J. Learning multispectral texture features for cervical cancer detection// Proceedings of the IEEE International Symposium on Biomedical Imaging, 2002: 169-172.

[69] Guo P, Banerjee K, Stanley R, et al. Nuclei-based features for uterine cervical cancer histology image analysis with fusion-based classification. IEEE Journal of Biomedical & Health Informatics, 2015, 20(6): 1595-1607.

[70] 王友荣. ReliefF 加权特征选择方法在旋转机械故障诊断中的应用研究. 秦皇岛: 燕山大学, 2014.

[71] Robnik-Š, Ikonja M, Kononenko I. Theoretical and empirical analysis of relieff and rreliefF. Machine Learning, 2003, 53(1): 23-69.

[72] 杨绍华, 潘晨, 魏立力. 一种基于核函数的彩色血细胞识别方法. 计算机工程, 2014, 40(6): 241-246.

[73] 董火明, 高隽, 汪荣贵. 多分类器融合的人脸识别与身份认证. 系统仿真学报, 2004, 16(8): 1849-1853.

[74] Kodogiannis V, Chowdrey H S. Multi network classification scheme for computer-aided diagnosis in clinical endoscopy// Advances in Medical Singal and Information Processing International Conference, 2004: 262-267.

[75] 韩宏, 杨静宇. 基于层次的分类器组合. 南京理工大学学报, 2002, 1: 10-14.

[76] Saslow D, Runowicz C D, Solomon D, et al. American cancer society guideline for the early detection of cervical neoplasia and cancer. Ca: A Cancer Journal for Clinicians, 2002, 52(6): 342-362.

[77] Nance K V. Evolution of pap testing at a community hospital: A ten year experience. Diagnostic Cytopathology, 2007, 35: 148-153.

[78] 陈国强, 韦丽艳. 宫颈癌筛查中液基薄层细胞学检查与巴氏涂片法的对比研究. 国际检验医学杂志, 2011, 32:1996-1997.

[79] Chouhan R, Jha R K, Biswas P K. Enhancement of dark and low-contrast images using dynamic stochastic resonance. IET Image Processing , 2013, 7(2): 174-184.

[80] Jayanta M, Mitra S K. Enhancement of color images by scaling the DCT coefficients. IEEE Transactions on Image Processing, 2008, 17(10): 1783-1794.

[81] Smolka B. Efficient modification of the central weighted vector median filter// Pattern Recognition. Berlin: Springer, 2002: 166-173.

[82] Hore A E S, Qiu B, Wu H R. Improved vector filtering for color images using fuzzy noise detection. Optical Engineering, 2003, 42(6): 1656-1664.

[83] Bojinski S, Schaepman M, Schläpfer D, et al. SPECCHIO: A spectrum database for remote sensing applications. Computers & Geosciences, 2003, 29(1): 27-38.

[84] Zhang L, Chen S, Wang T, et al. A practical segmentation method for automated screening of cervical cytology// Proceedings of the IEEE Intelligent Computation and Bio-Medical Instrumentation, 2011: 140-143.

[85] Brattka V, Miller J, Nies A. Randomness and differentiability. Transactions of the American Mathematical Society, 2016, 368(1): 581-605.

[86] Pan F, Roberts A, Mcmillan L, et al. Sample selection for maximal diversity// Proceedings of the IEEE International Conference on Data Mining, 2015:262-271.

[87] Wang L, Zhang Y, Feng J. On the Euclidean distance of images. IEEE Transactions on Pattern Analysis & Machine Intelligence, 2005, 27(8): 1334-1339.

彩　　图

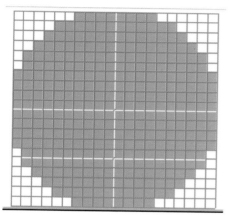
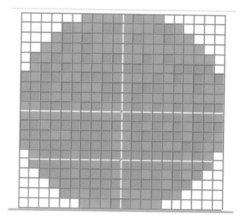

（a）正常扫描区域　　　　　　　　　（b）快速扫描区域（阈值=0.9）

图 2-16　扫描区域图

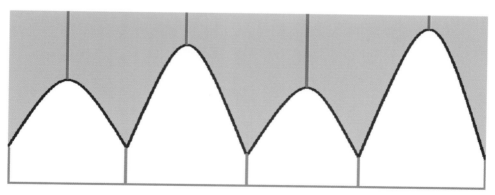

图 4-2　分水岭原理示意图

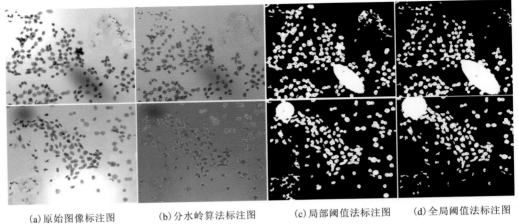

(a)原始图像标注图　　(b)分水岭算法标注图　　(c)局部阈值法标注图　　(d)全局阈值法标注图

图 4-9　算法分割效果定量分析图

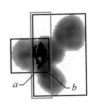

图 5-31　细胞核重叠区域